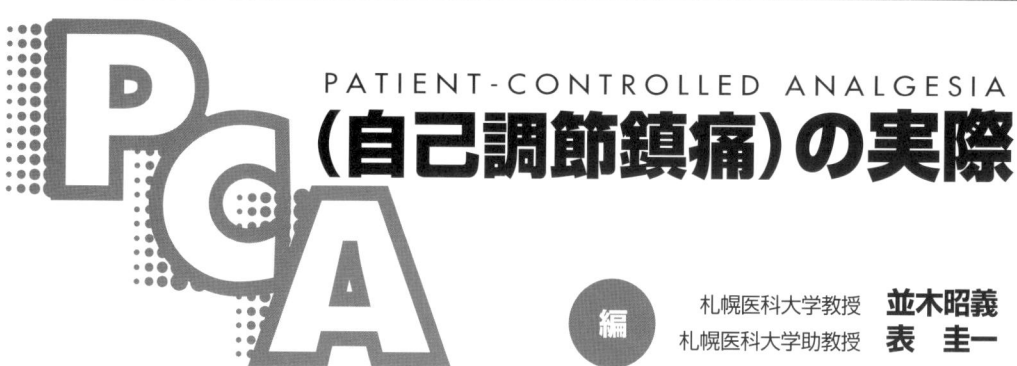

PCA
PATIENT-CONTROLLED ANALGESIA
（自己調節鎮痛）の実際

編　札幌医科大学教授　**並木昭義**
　　札幌医科大学助教授　**表　圭一**

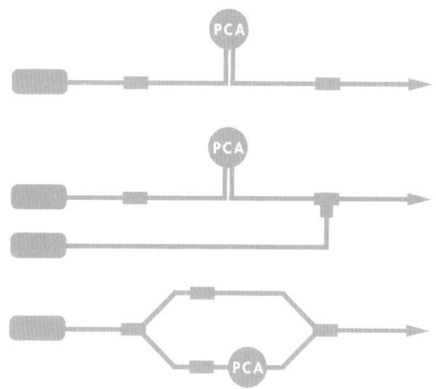

克誠堂出版

■■■ 執筆者一覧 ■■■

表　　圭一	札幌医科大学附属病院麻酔科
川股　知之	札幌医科大学附属病院麻酔科
井上荘一郎	自治医科大学附属病院麻酔科
中塚　秀輝	岡山大学医学部・歯学部附属病院麻酔科蘇生科
佐藤　健治	岡山大学医学部・歯学部附属病院麻酔科蘇生科
森田　　潔	岡山大学医学部・歯学部附属病院麻酔科蘇生科
橋口さおり	慶應義塾大学病院麻酔科
角倉　弘行	聖マリアンナ医科大学病院麻酔科
田中　裕之	広島大学医学部・歯学部附属病院麻酔・疼痛治療科
喜多　正樹	金沢大学医学部附属病院麻酔科蘇生科
川真田樹人	札幌医科大学附属病院麻酔科
並木　昭義	札幌医科大学附属病院麻酔科

（執筆順）

序　文

　疼痛に対する考え方，対処の仕方は時代とともに変化する。最近，疼痛患者が自分自身で鎮痛を必要とする時に，予め設定されている鎮痛薬を自力で注入する方法，patient-controlled analgesia（PCA）が鎮痛法として注目されている。

　わが国においてPCAの普及に努めるために5年前に術後疼痛研究会の中にPCA部門が設けられ，私が代表幹事になって，術後痛研究会と15社のPCAを取り扱っている医療機器メーカーの人達が会員となって活動が開始された。発足当初は麻酔科学会員の多くがPCAに高い関心を持っていたが，実際の日常診療ではあまり普及していなかった。その理由として，臨床の現場ではPCAに対して正しい理解が得られていない，その実施に責任を持って踏み切るだけのマンパワーがない，PCA専用の器械が不足している，あるいは高価なため購入ができないなどの問題点があった。そこでPCA部門の活動として術後痛研究会や麻酔関連学会において講演，シンポジウムを積極的に行い，麻酔科医だけでなく外科系医師，看護師への教育，啓発活動に努めた。また医療機器メーカーには機器の型式や操作性の改良，改善，そして低価格を図るように求めた。そして厚労省，保険審査団体にはPCAの保険適用を働きかけた。その結果ある程度の成果を上げることができた。

　PCAは術後痛だけでなく癌性疼痛，無痛分娩などにもよい適応であり，さらに小児から高齢者まで実施できる鎮痛法である。これが確立され普及すると，疼痛を持った患者に対して大きな福音となる。そこで今回，PCAの啓発，普及に努めて5年が経ったのを一つの区切りとするため，「PCA（自己調節鎮痛）の実際」という著書を出版することにした。本著書は臨床医がPCAによる鎮痛法を施行できるように，現場に即した解説書を目指すものとした。そのため出来うる限り，多くの図表や写真を用いて，読者が理解しやすいようにする。また各論においてはいくつかの症例呈示を行い，それを丁寧に解説する。これらのことにより，より臨床感のある解説書になるようにした。

　本著書は総論と各論に分けられる。総論では札幌医大の表圭一先生がPCAの概念と方法について，PCAの歴史，概念，種々の鎮痛法の中におけるPCAの位置づけ，投与経路，使用される薬剤，使用方法などを解説した。同大学の川股知之先生がPCA機器について，PCA機器の原理，市販されているPCA機器についての解説，操作法の概略，コストパフォーマンスなどを解説した。自治医大の井上荘一郎先生がPCAを有効に安全に行うためのコツについて，管理体制，教育についての具体的方法の呈示，具体的PCA使用症例を呈示し，問題点とその解決法などを解説した。各論では岡山大学の中塚秀輝先生が術後痛1（静脈内PCA），慶應大学の橋口さおり先生が術後痛2（硬膜外PCA），聖マリアンナ医科大学の角倉弘行先生が和

痛・無痛分娩，広島大学の田中裕之先生が小児の疼痛，金沢大学の喜多先生が癌性疼痛についてそれぞれの痛みの特徴を記述し，PCA適応の具体的症例の呈示を行い，その利点と欠点，注意すべき点などを解説した．そして各論の結びとして，札幌医大の川真田樹人先生がPCAの普及にあたってわが国におけるPCAの現況の解析と将来を占うためにアンケート調査を行い，その調査結果を踏まえた現況の解析による問題点を挙げ，PCA普及に対する啓発をいかに行うべきかを解説した．

　疼痛は患者のものであり，治療を含めた対応は患者の理解，納得，同意のもとに行われなければ患者に満足する医療を提供することができない．この点から考えると，自分で痛みをコントロールできるPCAは患者にとって好ましい鎮痛法と言える．PCAを臨床の現場で正しく，かつ広く普及していくために是非この著書を手元に置いて活用されることを望むものである．

　　　2004年1月

　　　　　　　　　　　　　　　　　　　　　　　　　　　　　　　　　並木　昭義

目 次

第1章 PCAの概念と方法 〔表　圭一〕… 1
1. Patient-controlled analgesia（PCA，自己調節鎮痛）の基本概念 …… 1
2. PCAの歴史 … 1
3. PCAの基本原理 … 2
  - A. PCAによる鎮痛薬血中濃度と鎮痛効果／2
  - B. PCA機器（ポンプ）／4
4. PCAの投与方法 … 5
  - A. 静脈内PCA／5
  - B. PCA＋持続注入（PCA＋continuous infusion：PCA＋CI）／7
  - C. Patient-controlled epidural analgesia（PCEA）／7
5. PCAの有効性 … 7
6. PCAの安全性 … 8
7. PCA使用と治療費コスト … 8
8. PCA使用と看護スタッフの労働 … 8
9. 海外と日本におけるPCA使用の状況 … 9
  - A. 海　外／9
  - B. 日　本／10

第2章 PCA機器 〔川股　知之〕… 13
はじめに … 13
1. 精密PCA機器 … 13
  - A. マイクロジェクトPCAポンプ・PCEAポンプ（アロウジャパン）／13
  - B. テルフュージョン TE-361 PCA（テルモ）／15
  - C. マルチセラピーポンプ6060（バクスター）／16
  - D. CADD-Legacy PCA（スミスメディカル・ジャパン）／16
  - E. アトムPCAポンプ500（アトムメディカル）／17
2. ディスポーザブルPCA機器 … 18
  - A. シリンジェクターPCA装置（大研医器）／18
  - B. ワンディブPCA（ディブインターナショナル）／20
  - C. ニプロシュアーフューザーA PCAシステム／セット（ニプロ）／21
  - D. バクスターインフューザー PCAシステム（バクスター）／23

第3章 PCAを有効に安全に行うためのコツ—管理体制，教育，実施にあたっての問題点と解決法— 〔井上荘一郎〕… 27
はじめに … 27
1. 医療従事者が知らなくてはいけないPCAの基本 … 27

   A．疼痛の特徴／27
   B．疼痛の個人差と鎮痛薬の必要量に関する研究／28
   C．PCA の適応／29
   D．投与経路／29
   E．使用薬剤／30
   F．PCA の禁忌／30
   G．PCA に関連する用語の解説と基本的な投与方法／30
   H．PCA の特徴／31
   I．PCA を成功させるポイント／33
   J．PCA ボタンの操作／35
   K．PCA ポンプの種類／36
   L．勉強会を行う際の要点／37
  2．患者への PCA の説明 …………………………………………………… 37
   A．疼痛を我慢しないこと／38
   B．PCA の概念の説明／38
   C．ボタンを押すタイミングの説明／38
   D．ロックアウト時間の説明／39
  3．PCA が施行されている患者の監視 …………………………………… 39
   A．疼痛の評価／39
   B．バイタルサインの監視／40
   C．鎮痛薬による副作用の評価と対処方法の確立／41
   D．不十分な鎮痛への対処／42
   E．PCA の設定の変更，PCA の終了／42
   F．PCA ポンプの故障やアラームへの対応／43
  4．薬剤部との連携 ……………………………………………………………… 43
  5．PCA ポンプの管理 ………………………………………………………… 44
   A．手術室や麻酔科外来で麻酔科医がポンプを管理する方法／45
   B．病棟でポンプを保管する方法／45
   C．中央部門での管理／45
   D．PCA に使用する消耗品の管理／46
  おわりに ……………………………………………………………………………… 46

第4章　術後痛 1（静脈内 PCA）……〔中塚　秀輝，佐藤　健治，森田　潔〕… 49
  はじめに ……………………………………………………………………………… 49
  1．静脈内 PCA ………………………………………………………………… 49
   A．静脈内 PCA の現状／49
   B．静脈内 PCA の特徴／50
  2．静脈内 PCA の実際 ……………………………………………………… 50
   A．使用鎮痛薬（オピオイド）の選択／50

          B. PCAポンプ／51
          C. 併用薬／53
          D. 副作用／54
     3. 実際の投与例 ………………………………………………………………… 55
          A. 術後痛／55
          B. ペインクリニック：癌性疼痛／56
     4. ペインサービス ……………………………………………………………… 58
          A. 評　価／58
          B. ペインサービスチーム／59
     5. 患者教育と症例の選択 ……………………………………………………… 59
     おわりに ………………………………………………………………………… 59

第5章　術後痛2（硬膜外PCA：PCEA） 〔橋口さおり〕… 61
     1. 術後痛の特徴 ………………………………………………………………… 61
     2. 硬膜外鎮痛法 ………………………………………………………………… 62
          A. 利　点／62
          B. 硬膜外カテーテル留置部位／62
          C. 禁　忌／63
          D. 薬剤の選択／64
     3. 硬膜外PCAの実際 …………………………………………………………… 67
          A. 処方例／67
          B. 開胸手術／68
          C. 整形外科／68
          D. PCEAで鎮痛が不十分な場合の対応／68
     4. 硬膜外カテーテルの管理 …………………………………………………… 69
     5. 副作用対策 …………………………………………………………………… 69
          A. 呼吸抑制／69
          B. 鎮　静／70
          C. 悪心・嘔吐／72
          D. 下肢運動障害／72
          E. 低血圧／72
          F. 搔痒感／73
          G. 尿　閉／73
          H. カテーテルのくも膜下腔迷入／73

第6章　和痛・無痛分娩 〔角倉　弘行〕… 77
     1. 無痛分娩を普及させるために（PCAに期待される役割） ………………… 77
     2. 分娩の生理 …………………………………………………………………… 79
     3. 無痛分娩に用いられる方法 ………………………………………………… 80

       A. 硬膜外麻酔による無痛分娩／81
       B. 脊髄くも膜下麻酔と硬膜外麻酔の併用による無痛分娩／81
       C. 吸入麻酔による無痛分娩／82
       D. 静脈麻酔による無痛分娩／82
    4. PCEA による無痛分娩 …………………………………………… 82
       A. PCEA の利点／82
       B. いつ無痛分娩を開始するか／83
       C. 使用する薬剤およびレジメン／84
    5. 脊髄くも膜下麻酔と硬膜外麻酔の併用（CSE）による無痛分娩と PCEA …… 85
       A. CSE＋PCEA の利点／85
       B. いつ脊髄くも膜下麻酔を行うか／85
       C. 使用する薬剤およびレジメン／87
    6. 無痛分娩に用いる PCA 装置 …………………………………… 87
    7. 産婦および助産婦への啓蒙 …………………………………… 90
       A. 産婦への無痛分娩の啓蒙と PCA の説明／90
       B. 助産婦への無痛分娩の啓蒙と PCA の説明／91
  まとめ ……………………………………………………………… 91

第7章　小児の疼痛 …………………………………〔田中　裕之〕… 93
  はじめに …………………………………………………………… 93
  1. 小児の疼痛の特殊性と評価法 ………………………………… 93
  2. 小児 PCA の特殊性 …………………………………………… 94
  3. PCA の実際 …………………………………………………… 95
     A. 症　例／97
     B. PCA の適応疾患／97
     C. PCA ポンプ／97
     D. 投与経路／97
     E. 薬　剤／98
     F. 設　定／99
     G. PCA の中止／100
     H. PCA の変法／100
     I. モニタ／101
     J. 副作用と対策／101
  4. 疼痛管理チームの役割 ………………………………………… 102
  まとめ ……………………………………………………………… 103

第8章　癌性疼痛 …………………………………………〔喜多　正樹〕… 107
  1. 癌の痛みの特徴 ………………………………………………… 107
     A. 多様な原因／107

B．多発的／108
　　　C．進行性／108
　　　D．全身状態による影響／108
　　　E．精神状態や心理状態による影響／108
　2．症　例 ……………………………………………………………………… 108
　　　A．イレウスで経口投与が不可能になったためPCAに移行した症例／108
　　　B．PCAと鎮痛補助薬の併用により良好な疼痛コントロールができた
　　　　　症例／110
　　　C．PCAによるモルヒネ持続皮下注を行った症例／112
　　　D．硬膜外PCAを行った症例／113
　　　E．PCAで大量のモルヒネを使用しながら在宅療養を行った症例／114
　　　F．頻回のrescue投与が行われた症例／115
　3．癌性疼痛におけるPCA装置の条件 ……………………………………… 116
　4．癌性疼痛管理にPCAを運用するうえでの注意点 ……………………… 117
　　　A．患者側の注意点／117
　　　B．看護スタッフの注意点／117
　　　C．医師側の注意点／118
　まとめ ………………………………………………………………………… 118

第9章　PCAの普及にあたって　………………〔川真田樹人，並木　昭義〕… 119
　はじめに ……………………………………………………………………… 119
　1．わが国におけるpatient-controlled analgesia（PCA）の現状 ………… 119
　　　A．PCAの使用状況／119
　　　B．PCAを使用しない理由／120
　　　C．PCA使用時の薬剤投与経路／121
　　　D．投与薬剤の種類／121
　　　E．看護師のPCA認知調査／123
　2．わが国におけるPCAの問題点 …………………………………………… 124
　　　A．アンケート調査から明らかになったわが国のPCAの問題点／124
　3．PCAの普及に向けた方策 ………………………………………………… 125
　　　A．ともかく導入する／125
　　　B．PCAを標準の鎮痛法とするために／125
　おわりに ……………………………………………………………………… 126

索　引 …………………………………………………………………………… 129

第1章
PCAの概念と方法

1. Patient-controlled analgesia (PCA, 自己調節鎮痛) の基本概念

　PCAは，患者が痛みを感じるとき，自分の判断で静脈内，皮下または硬膜外腔などへ，あらかじめ設定されていた鎮痛薬を投与して鎮痛を得る方法である。

　術後痛などに対する疼痛治療において，個々の患者の疼痛の強さやその感受性は予測できないにもかかわらず，鎮痛薬の種類や量，投与方法などの適応について熟考することなく，決められた間隔で，または患者の要求時のみに決められた量の鎮痛薬が投与されていることが多い。このような鎮痛法では，患者が痛みを感じたあとに，医療スタッフに鎮痛薬を要求してから実際の鎮痛効果が得られるまで時間がかかり，その間に患者の痛みはますます増強し，無駄な苦痛を強いる結果となる[1]（図1）。PCAの概念は，これらの問題点の多くを一度に解決しようと考えられたものである。すなわち，痛みを感じたときに，患者が自ら鎮痛薬を投与し，鎮痛を図るものである（図1）。患者だけが，感じている疼痛の強さを，または起ころうとしている痛みがわかるので，強力な鎮痛薬の自己投与により満足な鎮痛を得ることができ，また，看護スタッフの労働も軽減できる可能性が期待できるものである。

2. PCAの歴史

　Sechzer[2]は，患者の要求に応じて看護スタッフによる少量オピオイドの静脈内投与が鎮痛を図る方法として有効であることを認めた。しかし，その結果，患者に対して看護スタッフが24時間張り付いた状態で鎮痛管理を行わなければならなくなり，過重労働という大きな問題を抱えてしまうことになった。そこで，彼は，患者が痛みを感じたときに患者自身で鎮痛

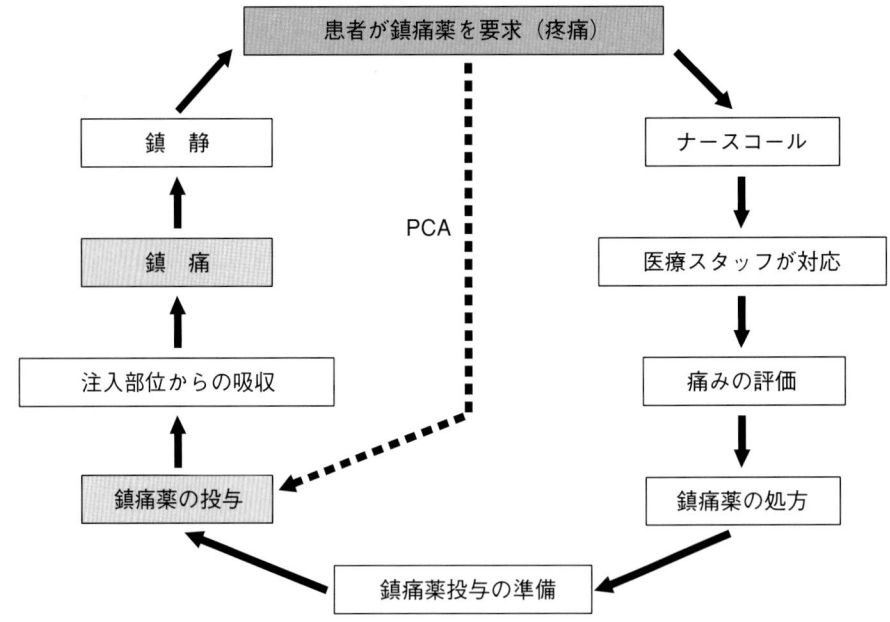

図1 患者が痛みを訴えてから鎮痛が得られるまでの時間的経過：従来の方法とPCAの違い

薬を投与できるようなシステムを考案した。

1970年代に入るとPCA機器が考案されるようになり，1976年に英国で作製されたPCA注入器（Cardiff Palliator；Graseby Dynamics, Ltd）が広く普及し，臨床にも応用された[3]。その後，新しくコンピュータ制御された注入機器が作製されるようになった。それは，患者自身がボタンを押すことにより，医師によりプログラム化された鎮痛薬量が注入されるものである。患者による投与量の勝手な変更は安全装置により防がれるようになっており，また，設定投与量が一度注入されると，過剰投与を防ぐためにロックアウト時間（lockout time）の間は，いくら患者がボタンを押しても注入はされないように設定することができる。そうして，このようなシステムが鎮痛の質を向上させると考えられるようになった。

現在，PCAは術後痛のみならず，癌性疼痛，無痛分娩など広く応用されるようになってきている（第6・8章参照）。

3. PCAの基本原理

A PCAによる鎮痛薬血中濃度と鎮痛効果

鎮痛薬がある一定の血中濃度に達したとき（個々の患者によりその濃度は異なるが），鎮痛

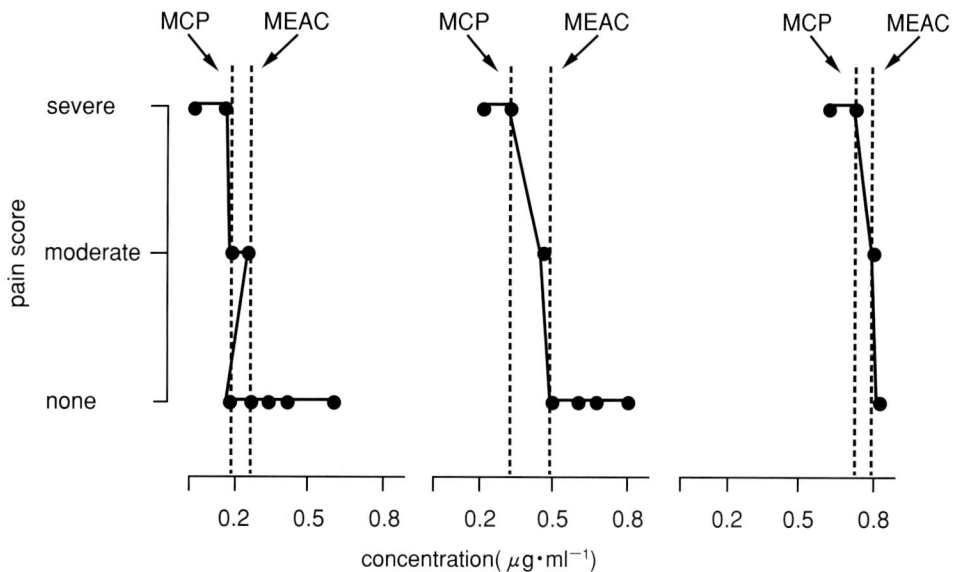

MCP = maximum concentration associated with severe pain
MEAC = minimum effective analgesic concentration

図2　患者個々により鎮痛が得られる鎮痛薬の血中濃度

痛みが消失する最低血中濃度をその鎮痛薬のminimum effective analgesic concentration（MEAC）と呼ぶが，その血中濃度には個体差がある．
（Austin KH, Stapleton JV, Mather LE. Relationship between blood meperidine concentrations and analgesic response : a preliminary report. Anesthesiology 1980 ; 53 : 460-6 より引用）

作用が得られる。痛みが消失する最低血中濃度をその鎮痛薬のminimum effective analgesic concentration（MEAC）と呼ぶ（図2）[4]。MEAC以上に血中濃度が上昇しても，それ以上の強い鎮痛効果は得られない。一方，MEAC以下に減少すると痛みが急速に出現する。MEAC値は患者個々により異なるため，患者により鎮痛に必要な鎮痛薬の量が異なる理由の説明ができる。

　鎮痛薬の血中濃度，鎮痛作用そして投与間隔の関係が，鎮痛薬投与によるその鎮痛効果を決定づけることになる。図3は，投与間隔，鎮痛薬（オピオイド）の血中濃度および臨床的な鎮痛効果の理論的な関係を，静脈内PCAと筋肉内投与を比較して表したものである[5]。患者の要求に応じた鎮痛薬の筋肉内投与では，1回投与から次回投与までの期間の1/3しか血中濃度がMEACを越えない。つまり，大半は患者が疼痛を感じている期間となる。PCAを用いて，患者の要求に応じた，自らの繰り返し少量投与により，理論上この問題は解決できる。患者の血中濃度がMEAC以下になったとき，患者は痛みを感じだし，すぐに自分で少量の鎮痛薬投与を行うことになる。そして，MEAC以上の血中濃度に復する。このように，患者は，自ら鎮痛薬のMEAC付近の血中濃度を維持するようにPCAを使うことになる。したがって，

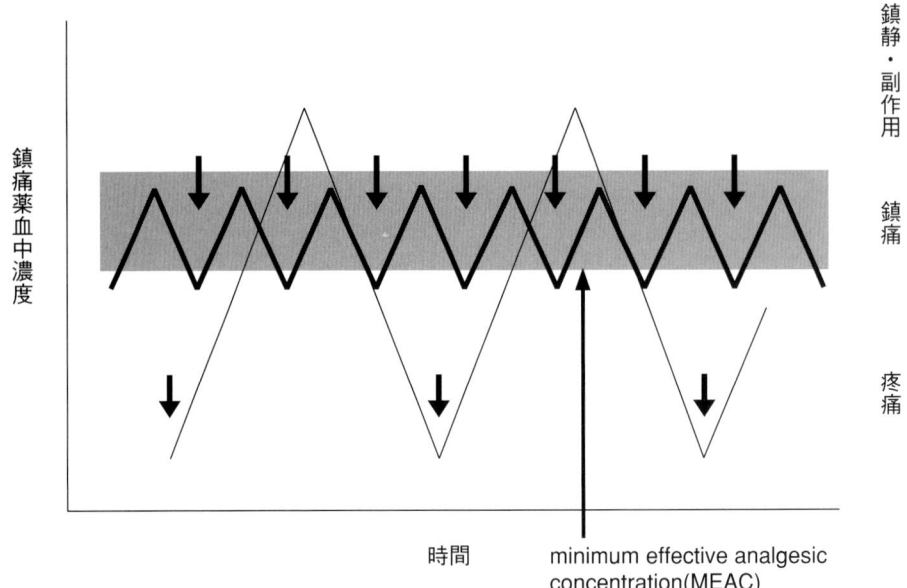

図3 鎮痛薬の投与間隔，血中濃度および臨床的な鎮痛効果の理論的な関係：静脈内PCAと筋肉内投与の比較
太線：静脈内PCA，細線：筋肉内投与．
(Ferrante FM, Orav EJ, Rocco AG, et al. A statistical model for pain in patient-controlled analgesia and conventional intramuscular opioid regimens. Anesth Analg 1988；67：457-61より引用)

PCAにより，鎮痛薬の一定の血中濃度維持，一定の鎮痛作用の維持が可能となりうるわけである。

B PCA 機器（ポンプ）

　PCA機器の技術的な細部を除いて，使用されているほとんどの機器の原理は，使用法などでわずかに違うだけでほぼ同じである。2，3のマイクロプロセッサーで制御された電気制御注入ポンプで構成されている。患者が疼痛緩和を必要と感じたときはいつでも，自らボタンを押すことによりこのシステムを作動させることができる。そして，医師によりプログラムされた鎮痛薬量が静脈注入路や硬膜外腔へ供給される。患者による投与量の勝手な変更は安全装置により防がれるようになっている。設定投与量が一度注入されると，過剰投与を防ぐためにプログラム化されたロックアウト時間の最後まで，いくらボタンを押しても注入はされない。このように，前回の投与による薬理学的効果が得られるための十分な時間が経過した後にだけ，次回の注入が可能になるように設定するわけである。あるPCA機器では，1時間当たりの最大投与量の設定などの制御機構が追加されている。

　最近では，ディスポーザブルタイプのPCA機器が市販されている（図4）。PCA機器の詳細については第2章を参照されたい。

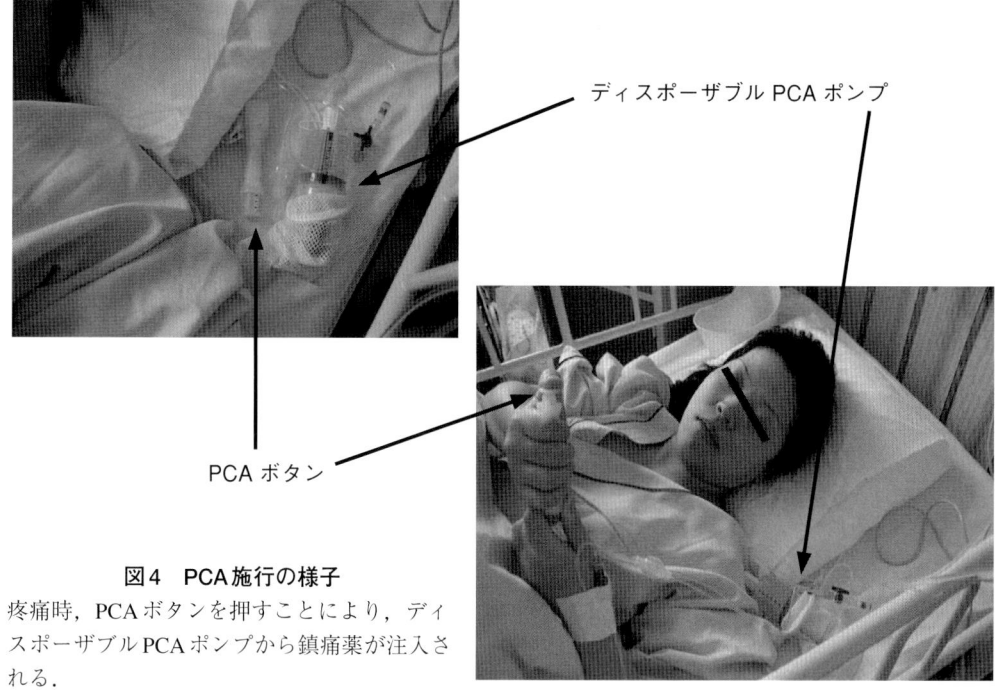

図4 PCA施行の様子
疼痛時，PCAボタンを押すことにより，ディスポーザブルPCAポンプから鎮痛薬が注入される．

4. PCAの投与方法

A 静脈内PCA

　PCAは静脈内投与により発達した。オピオイドなどの鎮痛薬の血中濃度の上昇に伴い，鎮痛作用は鎮静作用より先に，鎮静作用は呼吸抑制作用より先に出現する。したがって，不適当なPCA注入により鎮静作用が出現しても，患者が鎮静状態のためボタンを押さないので，それ以上の鎮痛薬の投与は行われない。PCA機器にプログラム化されたロックアウト時間により，患者が一度ボタンを押して注入された鎮痛薬の最大鎮痛効果が出現する後まで，次回の鎮痛薬注入が行われないように設定されている。

　PCAは基本的に，1回投与量とロックアウト時間で設定される（**図5**）。適正な1回投与量とは，良好な鎮痛作用が生じて副作用が最小限の量である。しかし，モルヒネなどのオピオイドに対する薬理学的効果は，患者個々により差があるため，患者の年齢，性別，体重などに基づく投与量の標準化は困難である。しかし一般的には，モルヒネを用いた静脈内PCAでは，1回注入量を1 mg，ロックアウト時間を6分で開始する。**表1**にLehmann[6]が70の文献から術後痛に対する静脈内PCAの設定条件（1回投与量，ロックアウト時間）を平均化したものを示す。

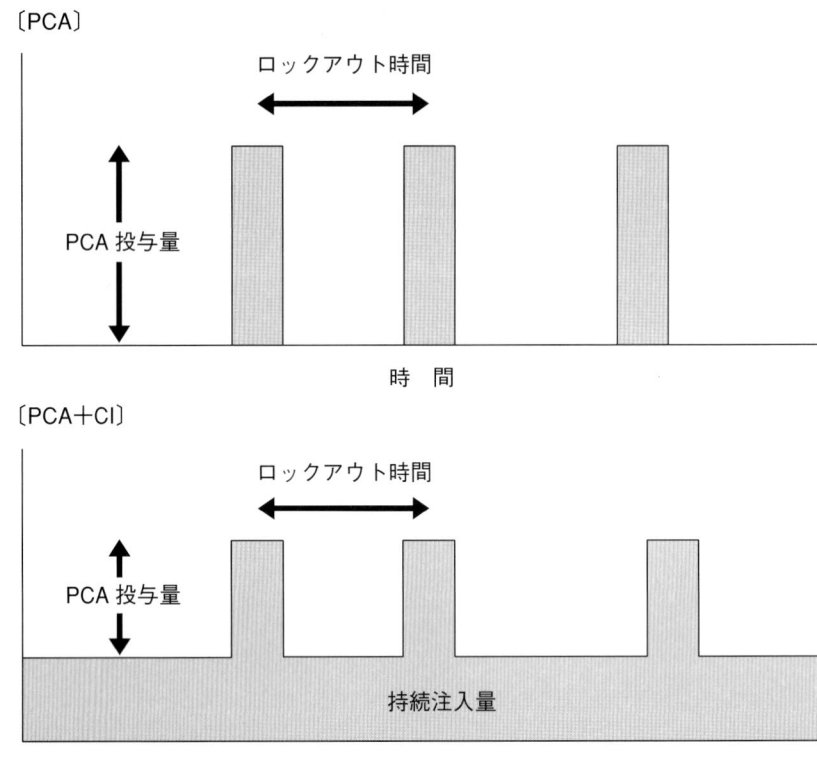

図5 PCAにおける1回投与量とロックアウト時間およびPCA＋CIにおける1回投与量，ロックアウト時間，持続注入の概念

表1　PCAによる静脈内オピオイド投与の指針

鎮痛薬	1回投与量		ロックアウト時間（分）	
	平均値	中央値	平均値	中央値
モルヒネ	1.6	1.4	7.9	6.0
ペチジン	20.2	17.5	11.1	10.0
ナルブフィン	4.1	3.9	5.5	5.0
フェンタニル	23.7	20.0	3.5	5.0
アルフェンタニル	116.5	100.0	3.3	1.0
スフェンタニル	5.2	6.0	8.0	8.0
ブプレノルフィン	62.5	60.0	3.0	3.0

モルヒネからナルブフィンまでは mg，フェンタニルからブプレノルフィンまではμg。
（Lehmann KA. New developments in patient-controlled postoperative analgesia. Ann Med 1995; 27: 271-82 より引用）

PCAは本質的に鎮痛に対する維持療法であるので，PCA開始前に初期投与により患者の痛みを抑制させておく必要がある．オピオイドの初期投与量は，患者の疼痛状態，副作用出現時間などを考慮して決定し，そのうえで，個々の患者に合わせたPCAの1回投与量，ロックアウト時間を決定すべきである．

B　PCA＋持続注入（PCA+continuous infusion：PCA+CI）(図5)

　PCAのみによる鎮痛方法では，患者は覚醒していなければボタンを押すことができない．したがって，睡眠中はボタンを押さないために，痛みの出現により覚醒してしまうことになる．しかし，理論上，PCAに持続注入を加えることにより，患者が睡眠中でも鎮痛が得られることになる．しかし，多くの研究においては，持続注入を加えることにより，鎮痛状態や睡眠が改善されたとする積極的なデータは示されていない．加えて，PCA＋CIの安全性については，報告により意見が分かれている[7〜15]．

C　Patient-controlled epidural analgesia (PCEA)

　PCEAには，患者自身による硬膜外腔への注入と，硬膜外腔への持続注入下における患者自身による注入の方法があり，オピオイドや局所麻酔薬またはその混合液にて行われている．PCEAにより，術後痛に対しては鎮痛薬投与量の減少効果が認められる[16,17]．しかし，無痛分娩においては，PCEAは硬膜外腔への間欠投与や持続投与と比べて，鎮痛薬の投与量減少効果は認められていない[18,19]．現在，PCEAにおけるオピオイドや局所麻酔薬の至適投与量や濃度，ロックアウト時間の設定，持続注入を加えたときの注入速度などについては確立していない．さらに，PCEAの有効性，安全性についての検討が急務である．

5. PCAの有効性

　Ballantyneら[20]による15論文の結果から解析した報告では，静脈内PCAと筋肉内注射によるオピオイド鎮痛の比較において，鎮痛効果および患者の満足度はPCAが優れているとした．しかし，筋肉内[21〜24]，皮下[25]，静脈内[26]への間欠的注射とPCAを比較した最近の研究結果では，一定の見解がみられない．それらの研究のなかには，PCAの1回投与量が筋肉内注射量に比べてあまりに少ないものもみられ[23]，PCAによる鎮痛薬の投与量，ロックアウト時間などが個々の患者に合わせて適切に設定されているならば，結果が異なってくるものと思われる．

6. PCAの安全性

　PCAの使用による合併症の発生率は低い。患者には，精神活動が活発で，PCAの概念，機器の使用法がよく理解できていることが求められる。夜間に混迷となる高齢者や自分で鎮痛薬を投与しようとしない患者はPCAの適応とならない。また，おそらくは医療・看護スタッフのPCA機器取扱いに関するミスが，PCA治療に伴う事故の最も大きな原因となるので，スタッフがPCAを十分に理解し，訓練されていることが必須となる。

　PCA使用時の薬理学的な副作用は，他の投与方法により発生するのと同じである。臨床的に問題となるオピオイドによる呼吸抑制は，0.1～0.8%の発症率であり[14, 15, 27～29]，PCA以外の従来のオピオイド投与法による発症率（0.2～0.9%）と同様に低い[30, 31]。術後の高炭酸ガス血症や低酸素血症の発生頻度は，通常の鎮痛方法とPCA使用による鎮痛方法に差はない[13, 32]。しかし，PCA＋CIを用いた場合，呼吸抑制の発症率は1.1～3.9%となる[13～15, 29]。これらの呼吸抑制発症は，高齢者，循環血液量の減少した患者，鎮静薬を同時投与された患者で発症しやすい。プログラムエラーや薬剤カートリッジ交換時の偶発的な静脈内ボーラス注入による呼吸抑制の発生も報告されている[33]。したがって，PCA使用時は，持続的な酸素飽和度モニターや無呼吸アラームなどを装着すべきである。また，患者によっては過剰反応を起こすことがあるので，PCA使用の際は鎮静薬との同時注入は行うべきではない。

7. PCA使用と治療費コスト

　PCAによる鎮痛法は，筋肉内注射法と比べて，鎮痛，患者満足度において優れているが，コストが高くつく[22, 34, 35]。PCAにかかる費用の主なものは，機器，薬剤，そして消耗品である。PCAにより術後合併症の発生頻度を下げる，入院期間が短縮する，その結果入院コストが下がる，といったことに対する積極的な証明が少ないため，PCA使用によるコスト削減性については結論づけることはできないと思われる。また，これから初めてPCAを病院に導入してシステムを確立させようとするならば，PCA機器の導入に対し費用がかかり，医師や看護スタッフに対する教育にも費用がかかる。しかし，PCA鎮痛法に対する保険適応が認められるようになると，これらの問題も解決されるようになる。

8. PCA使用と看護スタッフの労働

　Chanら[21]は，胆嚢摘出術後と椎弓切除術後の患者を対象に，PCA-モルヒネとモルヒネ筋肉内注射による術後鎮痛法における看護スタッフの患者に対する鎮痛薬投与に関する時間的節約性を調べ比較した。その結果，平均して，胆嚢摘出術で1日患者1人当たり10分，椎弓

切除術で13分の時間を短縮できたと報告している。

9. 海外と日本における PCA 使用の状況

A 海外

　1988年，Readyら[36]は，ワシントン大学附属病院にacute pain serviceを設立してからの18ヵ月間において，820名の患者のうちPCAによる鎮痛法を使用した患者は167名であった（20%）と報告した。それ以降，PCAはアメリカ合衆国では術後疼痛管理に対しては一般的にほとんどの病院で使用されるようになった。しかし，最近，経済的理由によりPCA使用をやめる，またはひかえている麻酔科医が増えている，という声も聞かれだしてきた。そこでReady[37]は，その実態を調べるために，アメリカ合衆国内の100ベッド以上を有する病院2,254病院をリストアップし，うち500病院を無作為に抽出してアンケート調査した。その結果，73%の病院にてacute pain serviceが行われており，96%の病院にてPCAによる鎮痛法が施行されていることが明らかとなった。また，麻酔科医によるPCAを用いた疼痛管理を行っているのは68%で，麻酔科医だけで行っているのは20%であった（**図6**）。このように，麻酔科医がPCAによる疼痛管理において重要な役割を果たしていることが示された。

　カナダにおいても[28]，PCAは今やポピュラーな鎮痛方法であり，アルバータ大学病院では外科入院患者の80%以上がPCAによる治療を受けている。そこでは，PCAの処方と管理は麻酔科スタッフとレジデントにより行われている。1980年代は100ベッドにPCA機器3台程度の装備であったが，現在では，すべての患者に対するだけ，またはそれ以上のPCA機器を装備している病院もある。虫垂切除術などの小手術後や外来手術患者にもPCAを使用している[28,36]。

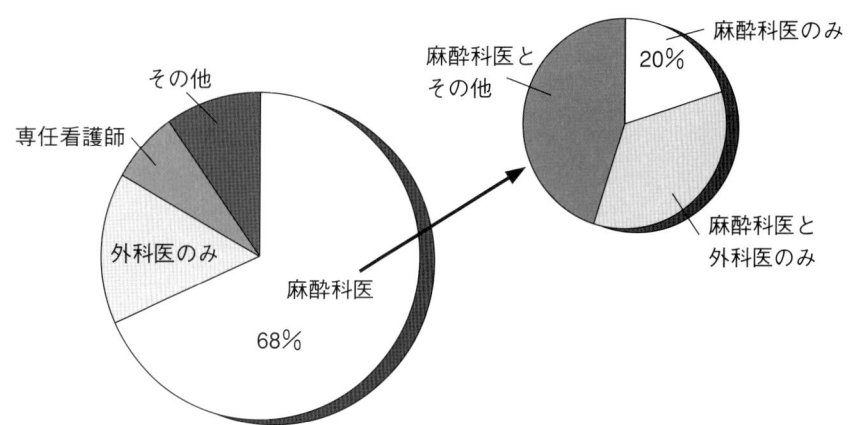

図6　PCAによる患者管理を施行している病院における麻酔科医の関与
〔Ready BL. How many acute pain services are there in the United States, and who is managing patient-controlled analgesia? Anesthesiology 1995 ; 82 : 322 より引用〕

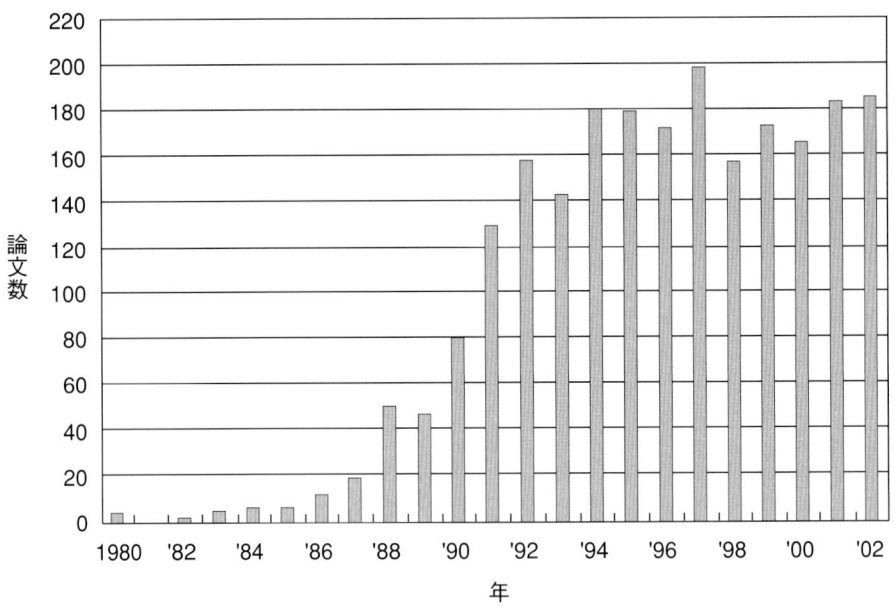

図7　PCAに関して発表された海外における論文数の年次変化

B 日 本

　1980年からのPCAに関する論文を検索すると，海外における論文掲載数は2,258編（2002年12月現在）で，1990年以降急激に論文数が増加し，毎年140〜200編の論文が発表され続けている（図7）。これは，海外における現在のPCA臨床使用が日常化していて，安定した高い発表の頻度に反映しているものと思われる。それに比べて日本では，1992年以降2002年12月までに，わずかに27編の論文数を数えるにすぎない。これは，日本ではPCAがまだ一部の施設のみに使用されているにすぎないことを反映していると思われる。日本の現状については，第9章で詳細に記載されている。

◆◇◆◇◆◇◆　参考文献　◆◇◆◇◆◇◆

1) Graves DA, Foster TS, Batenhorst RL, et al. Patient-controlled analgesia. Ann Intern Med 1983；99：360-6.
2) Sechzer PH. Objective measurement of pain. Anesthesiology 1968；29：209-10.
3) Evans JM, Rosen M, MacCarthy J, et al. Apparatus for patient-controlled administration of intravenous narcotics during labour. Lancet 1976；1：17-8.
4) Austin KH, Stapleton JV, Mather LE. Relationship between blood meperidine concentrations and analgesic response：a preliminary report. Anesthesiology 1980；53：460-6.
5) Ferrante FM, Orav EJ, Rocco AG, et al. A statistical model for pain in patient-controlled analgesia and conventional intramuscular opioid regimens. Anesth Analg 1988；67：457-61.
6) Lehmann KA. New developments in patient-controlled postoperative analgesia. Ann Med 1995；27：271-82.

7) McCoy EP, Furness G, Wright PMC. Patient-controlled analgesia with and without background infusion：Analgesia assessed using the demand：delivery ratio. Anaesthesia 1991；48：256-65.
8) Hansen LA, Noyes MA, Lehman ME. Evaluation of patient-controlled analgesia（PCA）versus PCA plus continuous infusion in postoperative cancer patients. J Pain Symptom Manage 1991；6：4-14.
9) Sinatra R, Chung KS, Silverman DG, et al. An evaluation of morphine and oxymorphone administered via patient-controlled analgesia（PCA）or PCA plus basal infusion in postcesarean-delivery patients. Anesthesiology 1989；71：502-7.
10) Parker PK, Holtmann B, White PF. Patient-controlled analgesia. Does a concurrent opioid infusion improve pain management after surgery? JAMA 1991；266：1947-52.
11) Owen H, Mather LE, Rowley K. The development and clinical use of patient-controlled analgesia. Anaesth Intensive Care 1988；16：437-47.
12) Owen H, Szekely SM, Plummer JL, et al. Variables of patient-controlled analgesia 2 concurrent infusion. Anaesthesia 1989；44：11-3.
13) Fleming BM, Cooms DW. A survey of complications documented in a quality-control analysis of patient-controlled analgesia in the postoperative patient. J Pain Symptom Manage 1992；7：463-9.
14) Schug SA, Torrie JJ. Safety assessment of postoperative pain management by an acute pain service. Pain 1993；55：387-91.
15) Sidebotham D, Dijkhuizen MR, Schug SA. The safety and utilization of patient-controlled analgesia. J Pain Symptom Manage 1997；14：202-9.
16) Eisenach JC, Grice SC, Dewan DM. Patient-controlled analgesia following cesarean section：a comparison with epidural and intramuscular narcotics. Anesthesiology 1988；68：444-8.
17) Sjstrom S, Hartvig D, Tamsen A. Patient-controlled analgesia with extradural morphine or pethidine. Br J Anaesth 1988；60：358-66.
18) Gambling DR, McMorland GH, Yu P, et al. Comparison of patient-controlled epidural analgesia and conventional intermittent 'top-up' injections during labor. Anesth Analg 1990；70：256-61.
19) Gambling DR, Yu P, McMorland GH, et al. A comparative study of patient-controlled epidural analgesia（PCEA）and continuous infusion epidural analgesia（CIEA）during labour. Can J Anaesth 1988；35：249-54.
20) Ballantyne JC, Carr DB, Chalmers TC, et al. Postoperative patient-controlled analgesia：meta-analyses of initial randomized control trials. J Clin Anesth 1993；5：182-93.
21) Chan VW, Chung F, McQuestion M, et al. Impact of patient-controlled analgesia on required nursing time and duration of postoperative recovery. Reg Anesth 1995；20：506-14.
22) Choiniere M, Rittenhouse BE, Perreault S, et al. Efficacy and costs of patient-controlled analgesia versus regularly administered intramuscular opioid therapy. Anesthesiology 1998；89：1377-88.
23) Colwell CW Jr, Morris BA. Patient-controlled analgesia compared with intramuscular injection of analgesics for the management of pain after an orthopaedic procedure. J Bone Joint Surg Am 1995；77：726-33.
24) Thomas V, Heath M, Rose D, et al. Psychological characteristics and the effectiveness of patient-controlled analgesia. Br J Anaesth 1995；74：271-6.
25) Munro AJ, Long GT, Sleigh JW. Nurse-administered subcutaneous morphine is a satisfactory alternative to intravenous patient-controlled analgesia morphine after cardiac surgery. Anesth Analg 1998；87：11-5.
26) Boldt J, Taler E, Lehmann A, et al. Pain management in cardiac surgery patients：comparison between standard therapy and patient-controlled analgesia regimen. J Cardiothorac Vasc Anesth 1998；12：654-8.
27) Ashburn MA, Love G, Pace NL. Respiratory-related critical events with intravenous patient-controlled analgesia. Clin J Pain 1994；10：52-6.
28) Etches RC. Respiratory depression associated with patient-controlled analgesia：a review of eight cases.

Can J Anaesth 1994 ; 41 : 125-32.
29) Notcutt WG, Morgan RJ. Introducing patient-controlled analgesia for postoperative pain control into a district general hospital. Anaesthesia 1990 ; 45 : 401-6.
30) White PF. Use of patient-controlled analgesia for management of acute pain. JAMA 1988 ; 259 : 243-7.
31) Baxter AD. Respiratory depression with patient-controlled analgesia. Can J Anaesth 1994 ; 41 : 87-90.
32) Wheatley RG, Shepherd D, Jackson IJB, et al. Hypoxaemia and pain relief after upper abdominal surgery : comparison of i.m. and patient-controlled analgesia. Br J Anaesth 1992 ; 69 : 558-61.
33) White PF. Mishaps with patient-controlled analgesia. Anesthesiology 1987 ; 66 : 81-3.
34) Jacox A, Carr DB, Mahrenholz DM, et al. Cost considerations in patient-controlled analgesia. Pharmacoeconomics 1997 ; 12 : 109-20.
35) D'Haese J, Vanlersberghe C, Umbrain V, et al. Pharmacoeconomic evaluation of a disposable patient-controlled analgesia device and intramuscular analgesia in surgical patients. Eur J Anaesthesiol 1998 ; 15 : 297-303.
36) Ready LB, Oden R, Chadwick HS, et al. Development of an anesthesiology-based postoperative pain management service. Anesthesiology 1988 ; 68 : 100-6.
37) Ready BL. How many acute pain services are there in the United States, and who is managing patient-controlled analgesia? Anesthesiology 1995 ; 82 : 322.

(表　圭一)

第 2 章
PCA 機器

はじめに

現在,精密機器としてのPCA機器とディスポーザブルPCA機器が使用可能である。現在日本において市販されているPCA機器の特徴を表1（精密機器としてのPCA機器）と表2（ディスポーザブルPCA機器）にあげた。

1. 精密 PCA 機器

機器の技術的な細部を除いて,使用されているほとんどの機器の原理は,使用法などでわずかに違うだけでほぼ同じである。マイクロプロセッサーにて管理された電気制御注入ポンプで構成されている。使用にあたりボーラス投与量,ロックアウト時間および基礎持続投与速度を設定する。機器によっては,1時間当たりの最大投与量設定などの制御機構が追加されている。多くの機器で薬液の総投与量,ボタン操作回数,実際の注入回数が記憶される。

A マイクロジェクト PCA ポンプ・PCEA ポンプ（アロウジャパン）（図1）

静脈および皮下注を目的とした PCA ポンプと,硬膜外薬物投与専用機器である PCEA ポンプがある。PCA ポンプでは PCEA ポンプに比べより細かな流量設定,時間設定が可能である。PCA（PCEA）のみ,持続投与のみ,およびPCA（PCEA）＋持続投与の作動モードが選択できる。PCAポンプでは,ボーラス投与量は0.1〜2.0 mlの範囲で0.1 ml間隔で設定できる。持続投与速度は0.1〜9.9 ml・hr^{-1}の範囲で0.1 ml間隔で設定できる。ロックアウト時間は6,10,15,20,30,60分の設定が可能である。PCEAポンプでは,PCEAボーラス投与量は2〜10 mlの範囲で2 ml間隔で設定できる。持続投与速度は1〜29 ml・hr^{-1}の範囲で1 ml間隔で設定

表1 PCA機器（精密機器）

商品名	マルチセラピーポンプ6060	テルフュージョンTE-361 PCA	CADD-Legacy PCA	アトムPCAポンプ	マイクロジェクト（PCA, PCEA）
会社名	バクスター	テルモ	スミスメディカル・ジャパン	アトムメディカル	アロウジャパン
投与モード	1. PCA 2. Cont＋PCA 3. Cont	1. Cont＋PCA 2. Cont	1. PCA 2. Cont＋PCA 3. Cont	1. PCA 2. Cont＋PCA 3. Cont 4. Special PCA	1. PCA 2. Cont＋PCA 3. Cont
電源	9Vアルカリ電池 ACアダプター 充電式 ニッカド電池	ACアダプター 内蔵バッテリー	1.5V単3アルカリ電池 ACアダプター	AC 100V 内蔵バッテリー	単3アルカリ電池
重量(g)	370	330	290	2,600	147
寸法(cm) (横×縦×厚)	9.9×11.9×5.8	19×24.5×3.5	9.5×11.2×4.1	32×14.5×11.5	6.1×13.2×2.4
本体価格(円)	600,000	240,000	600,000	480,000	98,000

表2 PCA機器（ディスポーザブル）

商品名	バクスターインフューザーPCAシステム	ワンディブPCA	ニプロシュアーフューザーA PCAシステム／セット	シリンジェクターPCA装置
会社名	バクスター	ディブインターナショナル	ニプロ	大研医器
投与モード	1. Cont＋PCA 2. PCA	1. Cont＋PCA 2. PCA	Cont＋PCA	1. Cont＋PCA 2. PCA
駆動力	バルーン圧	バルーン圧	バルーン圧	大気圧
リザーバー容量(ml)	95, 96	50, 200	50, 100, 250	60, 120

できる．ロックアウト時間は10, 15, 20, 30, 60, 120分の設定が可能である．1時間制限量設定機構はない．単3型アルカリ電池2本で作動し，PCAポンプを5 ml・hr^{-1}に設定し20日間，PCEAポンプを10 ml・hr^{-1}に設定し14日間作動する．外部電源は使用できない．専用リザーバーバッグとして250 ml用がある．PCAボタンとしては本体前面に設置されているが，延長コードによるリモートコントロールはできない．期間関係なくPCAボタンの使用回数，から押し回数，総投与量を長音・短音の電子音によって知ることができるが，これらの情報をプリントアウトすることができる専用外部接続プリンターはない．

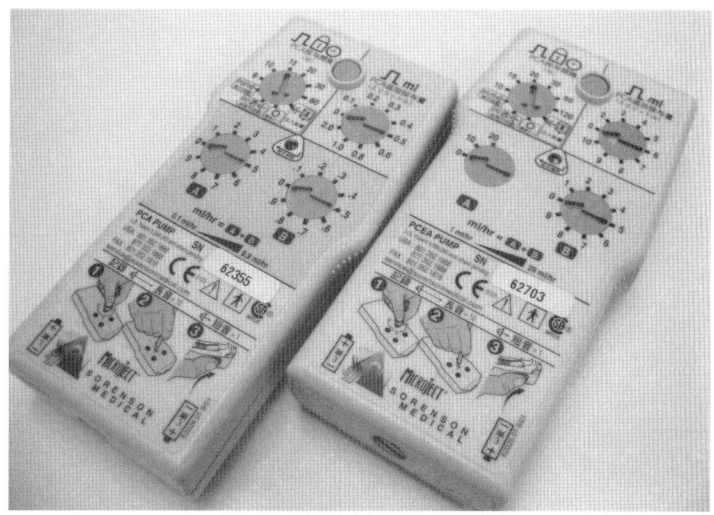

図1　マイクロジェクトPCAポンプ（左）・PCEAポンプ（右）（アロウジャパン）

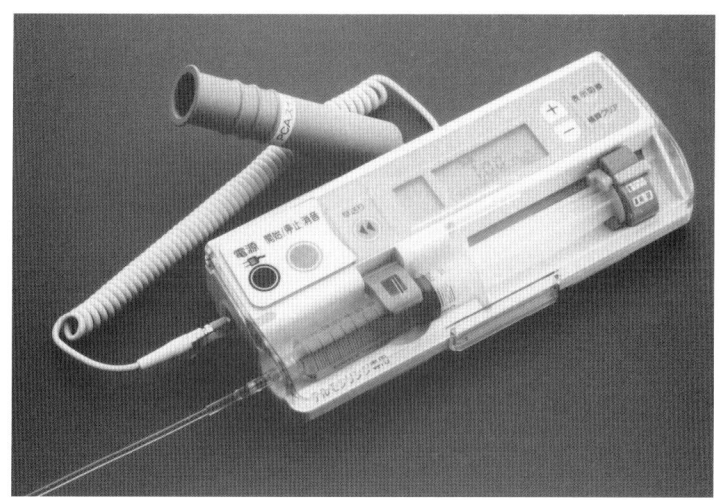

図2　テルフュージョン TE-361 PCA（テルモ）

B テルフュージョン TE-361 PCA（テルモ）(図2)

　PCA機能をもつシリンジポンプである。持続投与のみ，およびPCA＋持続投与の作動モードが選択できる。持続投与なしのPCAモードは設定できない。シリンジポンプであるため，薬液はテルモディスポーザブルシリンジ5 mlまたは10 mlに充填しポンプに装着する。したがって，他の機種に比べ充填薬液量は少ない。持続投与速度は5 mlシリンジでは0.05～30.0 ml・hr^{-1}，10 mlシリンジでは0.05～60.0 ml・hr^{-1}の範囲で設定可能である。PCAは持続投与速度が0.1～10 ml・hr^{-1}の範囲で使用可能となり，持続投与速度が10.1 ml・hr^{-1}以上の場合は

PCAを使用することはできない。ボーラス投与量は0.1～2.0 mlの範囲で設定できるが，設定値より持続投与速度が低い場合には1時間当たりの持続投与量となる。たとえばボーラス投与量を2.0 mlと設定しても，持続投与速度が1.0 ml・hr^{-1}ならば，実際のボーラス投与量は1 mlとなる。ロックアウト時間は15，30，45分，1時間，1時間30分，2時間で設定が可能である。ACアダプターおよび充電式内蔵バッテリーが採用されている。バッテリーは8時間充電で24時間の連続使用可能である。PCAボタンはナースコール型のボタンである。PCAボタンの使用回数，から押し回数，総投与量などを記憶することはできない。セーフティロックセットにより，管理者以外のシリンジの取り外しや流量変更はできなくなる。

C　マルチセラピーポンプ 6060（バクスター）(図3)

PCAのみ，持続投与のみ，およびPCA＋持続投与の作動モードが選択できる。ボーラス投与量0.1～50.0 ml，持続投与速度0.1～400 ml・hr^{-1}，ロックアウト時間1～720分の設定が可能である。また，過量投与を防ぐ安全機構として，1時間ごとのボーラス投与回数の制限と設定時間内（1～12時間）における総投与量の制限が可能である。ACアダプターおよび9Vアルカリまたはリチウム電池が使用可能であり，9Vアルカリ電池で3～4日間使用可能である。PCAボタンとしては本体前面に設置されているが，延長コードによりリモートコントロールも可能

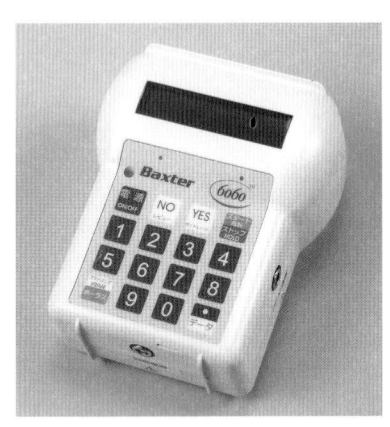

図3　マルチセラピーポンプ6060（バクスター）

である。PCAボタンの使用回数，実際に患者に薬液投与された回数，PCAボタンが押された平均間隔などを記録することが可能である。専用外部プリンターによりこれらの情報をプリントアウトすることができる。本機器専用の輸液バッグ（100 ml，250 ml）と専用輸液セットが使用可能である。

D　CADD-Legacy PCA（スミスメディカル・ジャパン）(図4)

PCAのみ，持続投与のみ，およびPCA＋持続投与の作動モードが選択できる。ボーラス投与量は0.0～9.9 mlの範囲で0.05 ml間隔で調節できる。持続投与速度は0.1～50.0 ml・hr^{-1}の範囲で0.1 ml・hr^{-1}間隔で設定できる。ロックアウト時間は5分から24時間の設定が可能である。また，過量投与を防ぐ安全機構として1時間ごとの総投与量を制限できる。ACアダプターおよび単2アルカリ電池が使用可能である。PCAボタンとしては本体前面に設置されてい

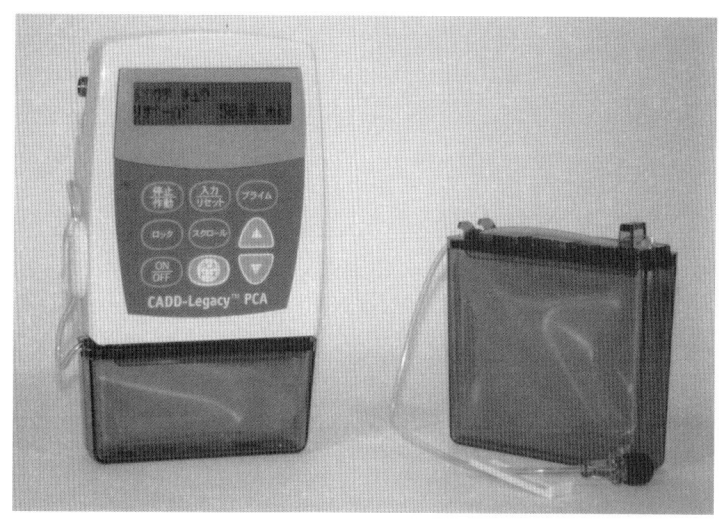

図4　CADD-Legacy PCA（スミスメディカル・ジャパン）

るが，延長コードによりリモートコントロールも可能である．PCAボタンの使用回数，実際に患者に薬液投与された回数，PCAボタンが押された平均間隔などを記録し，これらの記録を外部コンピュータに転送することが可能である．本機器専用の輸液バッグ（50 ml，100 ml）と専用輸液セットが使用可能である．

E　アトムPCAポンプ500（アトムメディカル）（図5）

シリンジポンプ型のPCA機器である．50 mlディスポーザブルシリンジを使用し，テルモ，ニプロ，トップ，JMS，モノジェクトなどのメーカーのシリンジに対応する．PCAのみ，持続投与のみ，およびPCA＋持続投与の作動モードが選択できる．硬膜外PCAを使用する際には，カテーテルが細いため注入圧が上昇するが，本機器では硬膜外PCAの場合，ボーラス投与時の注入速度を低めにするために注入時間を長めに設定することができる．速度をボーラス投与量0〜20.0 ml，持続投与速度0〜199.9 ml・hr^{-1}，ロックアウト時間1〜

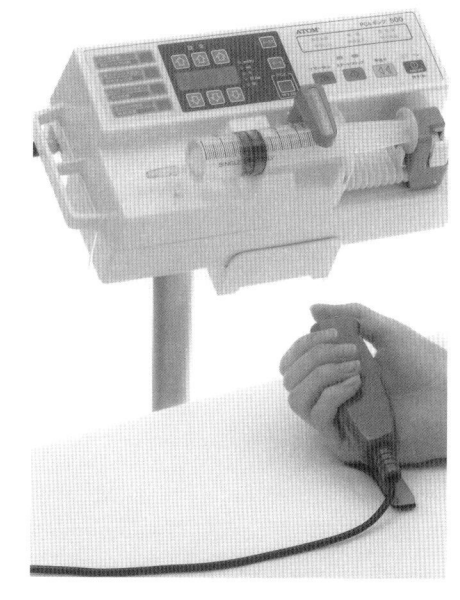

図5　アトムPCAポンプ500（アトムメディカル）

599分の設定が可能である。また、1時間ごとのボーラス投与回数の制限（0～50回・hr^{-1}）が可能である。ACアダプターおよび内蔵バッテリーが使用可能であり、フル充電で約2時間使用可能である。PCAボタンは本体前面に設置されているが、延長コードによりリモートコントロールも可能である。ボーラス要求回数，ボーラス実行回数，総輸液量などを2日間分記憶することが可能である。専用外部プリンターによりこれらの情報をプリントアウトすることができる。

2. ディスポーザブル PCA 機器

　ディスポーザブルPCA機器は，ディスポーザブル持続注入器から患者へのラインの間にPCA用のリザーバーを組み合わせることにより構成される。患者がリザーバーのボタンを押すことにより，リザーバーに充填された薬液が投与される。ボーラス投与量は組み入れられたリザーバーによって単一用量に決定される。ロックアウト時間も単一時間に決定されているか，もしくはロックアウト時間はない。持続注入ポンプの駆動力も大気圧とバルーン圧に大別される。バルーン圧方式では注入量が環境温や患者体温によって影響を受ける可能性がある。機器によってその特色は大きく異なる。当然のことながらアラーム機能および薬液の総投与量，ボタン操作回数，実際の注入回数の記憶機能はない。

A　シリンジェクター PCA 装置（大研医器）(図6, 図7)

　機器によりPCA単独またはPCA＋持続投与が選択できる。PCA単独のみが可能な機器では，単一流量タイプの持続投与ポンプにリザーバーが組み込まれている（図6）。リザーバーは1 mlと3 mlタイプがあり，持続注入ポンプからリザーバーに充填される。リザーバー1 mlおよび3 mlタイプに対して，持続注入ポンプは1 ml・hr^{-1}および3 ml・hr^{-1}タイプが対応する。すなわちリザーバーが充満するのに1時間かかる。リザーバーが充満する前にリザーバーのボタンを押すと，薬液は投与される。たとえば，3 mlタイプを使用していてリザーバー充填開始から30分でボタンを押すと1.5 ml投与される。すなわち，投与量は少なくなるものの，いつでも投与可能であり，ロックアウト時間という概念はない。本装置では持続注入ポンプからリザーバーに薬液は充填されるのみで，持続注入ポンプから患者へは投与されない。したがって，PCAのみとなる。PCA＋持続投与では持続注入専用ポンプが並列に組み込まれている機器（図7a, 図8a）と，1つのポンプでPCA＋持続投与が可能な機器がある（図7b, 図8b）。持続注入専用ポンプが並列に組み込まれている機器では，ポンプの選択により持続投与量を選択できる。持続注入ポンプは大気圧を駆動力として利用している。持続注入ポンプ内の薬液の残量を1 ml単位で測定できる。

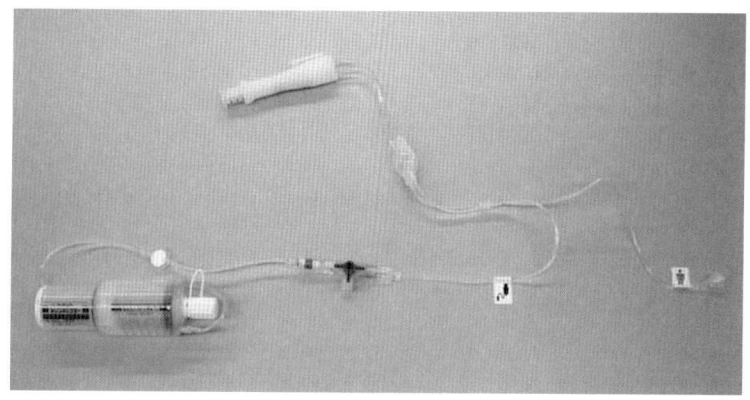

図6　シリンジェクター PCA 装置（PCA 単独）（大研医器）

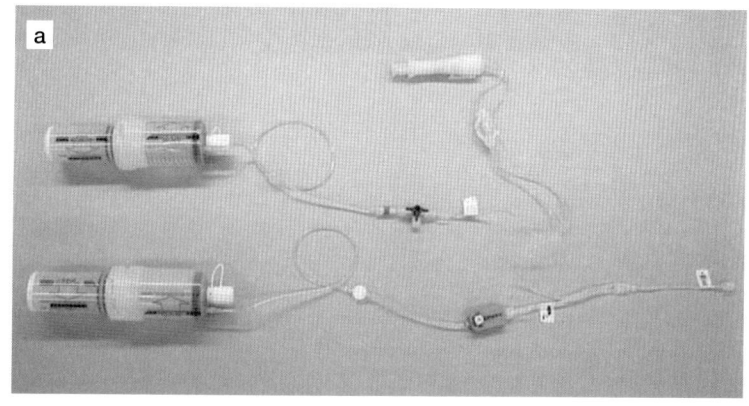

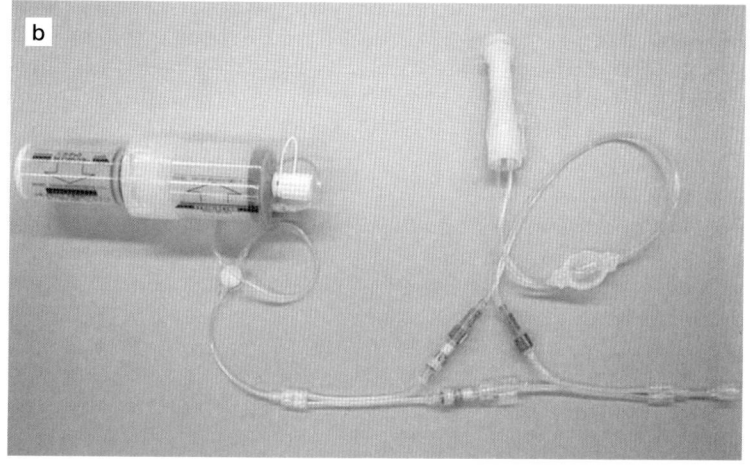

図7　シリンジェクター PCA 装置（PCA ＋持続投与）（大研医器）
　　a：持続注入専用ポンプが並列に組み込まれている装置。
　　b：1つのポンプでPCA ＋持続投与が可能な装置。

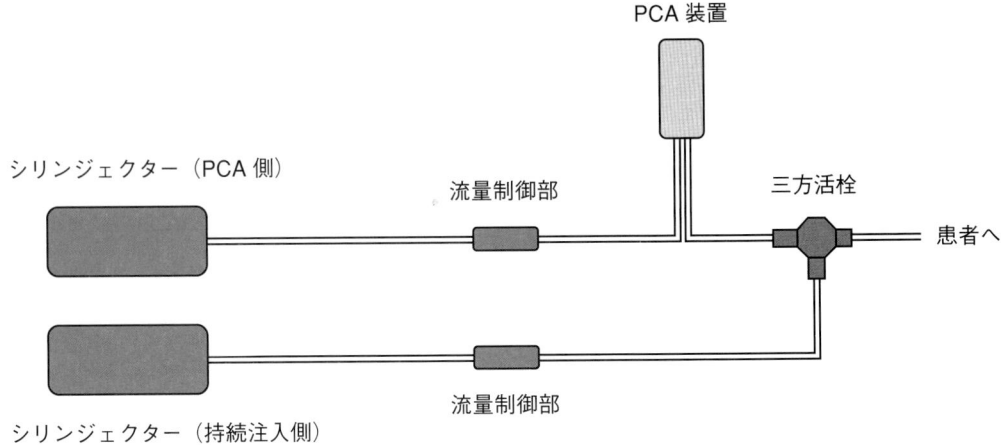

(a) シリンジェクターPCA装置（図7a）の構造

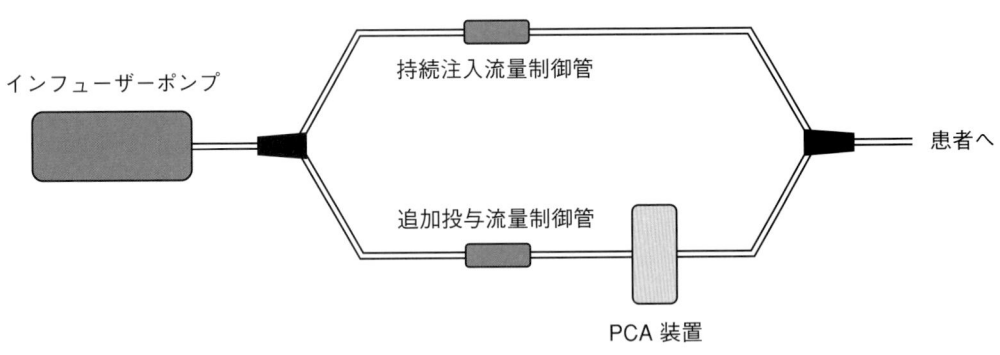

(b) シリンジェクターPCA装置（図7b）の構造

図8

B ワンディブPCA（ディブインターナショナル）(図9)

　PCA機能が付いた持続注入ポンプであり，持続投与＋PCAといった設定となる。1台で持続投与とPCAが可能となる。持続注入ポンプから患者への薬液投与ラインは，PCA装置の部分で2ラインとなるほかは1ラインである。持続注入速度，ボーラス投与量，ロックアウト時間と最大充填量により6種類のタイプが発売されている（**表3**）。別売りのディブPCAウェッジを取り付けることにより，PCAボタンをより弱い力でスムーズに操作することができる。持続注入ポンプはバルーン圧が駆動力となる。

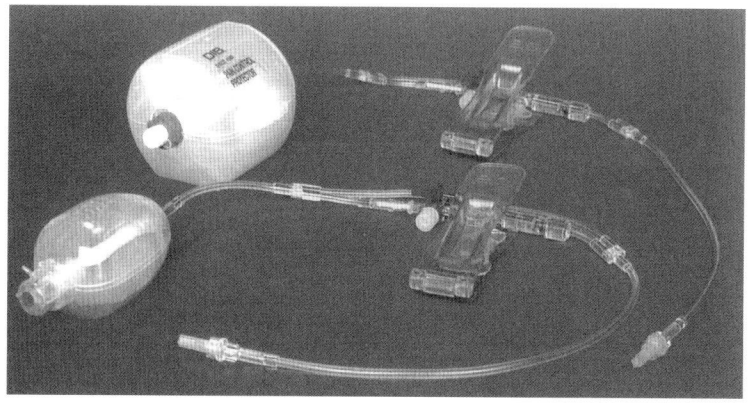

図9 ワンディブPCA（ディブインターナショナル）

表3 ワンディブPCA

50 ml タイプポンプ	時間流量	PCA 注入量	ロックアウト時間
D-1	1 ml	1 ml	30分
D-2	1 ml	3 ml	60分
D-3	2 ml	3 ml	120分
D-5	1 ml	3 ml	120分

200 ml タイプポンプ	時間流量	PCA 注入量	ロックアウト時間
OD-220	1 ml	3 ml	60分
OD-320	2 ml	3 ml	120分

C ニプロシュアーフューザーA PCA システム/セット（ニプロ）（図10，図12）

　ニプロシュアーフューザーA PCAシステムでは，従来の持続注入用シュアーフューザーAに専用PCA装置を取り付ける。設定は持続投与＋PCAとなる。持続注入ポンプから患者への薬液投与ラインは1ラインである（図10，図11）。ボーラス投与量は一律3 mlであり，ロックアウト時間は組み合わせた持続注入用シュアーフューザーAの投与速度によって決定する（表4）。また，ロックアウト時間の間は持続注入も行われない。PCA操作時の薬液注入状態はPCA装置のインジケータにより確認できる。ニプロシュアーフューザーA PCAセットでは，ニプロシュアーフューザーA PCAシステムに持続注入専用ポンプが並列に組み込まれている。したがって薬物投与ラインは2ラインとなる（図12，図13）。本セットではロックアウト時間の間も持続投与は継続される。バルーン圧が駆動力である。

表4 ニプロシュアーフューザーA PCAシステム

50 ml タイプ持続注入ポンプ	時間流量	ロックアウト時間
SFS-0512H（12時間用）	4.2 ml	約35分
SFS-0501D（1日間用）	2.1 ml	約1時間15分
SFS-0502D（2日間用）	1.0 ml	約2時間30分
SFS-0503D（3日間用）	0.7 ml	約3時間45分

100 ml タイプ持続注入ポンプ	時間流量	ロックアウト時間
SFS-1012H（12時間用）	8.3 ml	約17分
SFS-1001D（1日間用）	4.2 ml	約35分
SFS-1002D（2日間用）	2.1 ml	約1時間15分
SFS-1003D（3日間用）	1.4 ml	約1時間50分
SFS-1005D（5日間用）	0.8 ml	約3時間

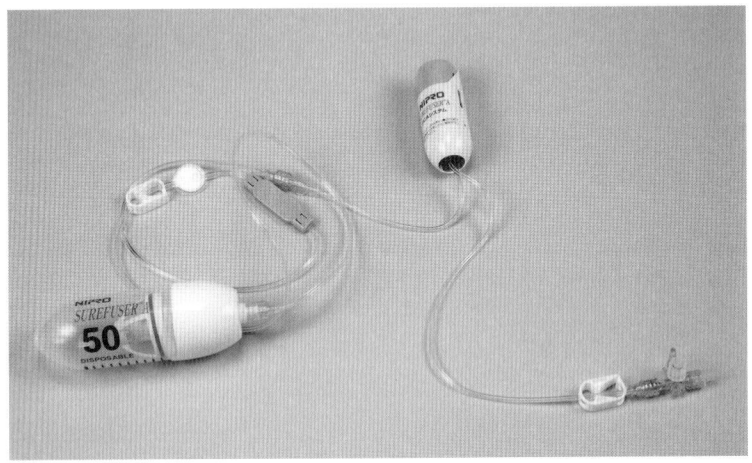

図10 ニプロシュアーフューザーA PCAシステム（ニプロ）

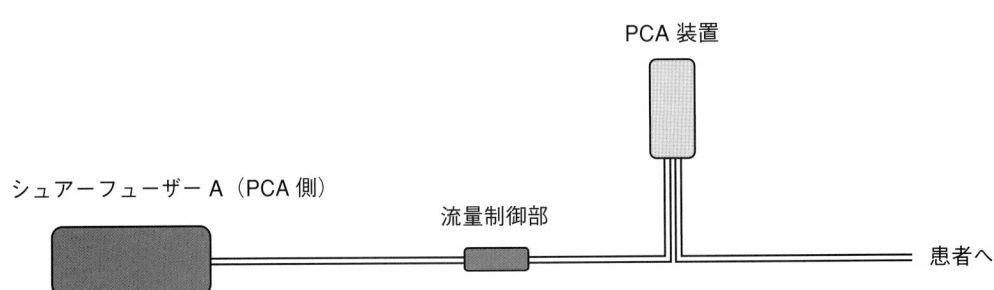

図11 ニプロシュアーフューザーAシステムの構造

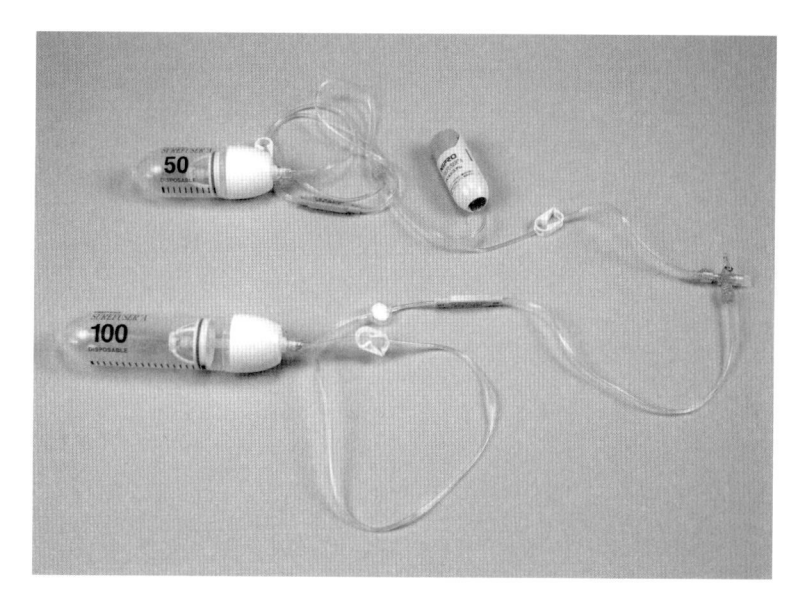

図12 ニプロシュアーフューザーA PCA セット (ニプロ)

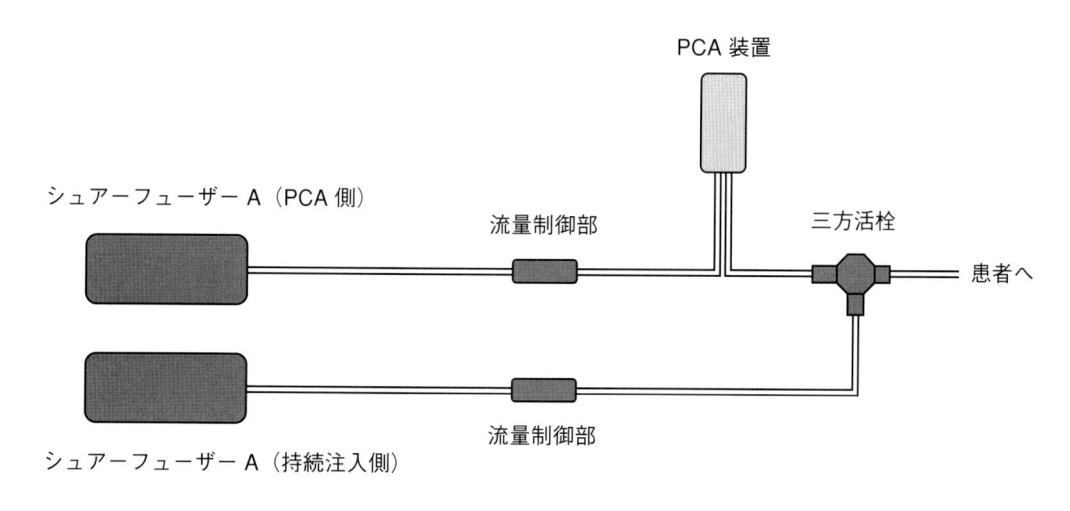

図13 ニプロシュアーフューザーA PCAセットの構造

D バクスターインフューザー PCA システム (バクスター) (図14)

インフューザーポンプとPCA装置が組み合わせで販売されているものと，PCA装置が単独で販売されているものとがある。インフューザーポンプとPCA装置が組み合わせで販売されているものは**表5**に示すように4種類あり，流速，ボーラス投与量，ロックアウト時間および最大充填量が異なる。これらはすべて持続投与＋PCAモードで使用される。ボーラス投与量

表5 バクスターインフューザー PCA システム（持続注入＋PCA タイプ）

製品名	流速	ボーラス投与量	ロックアウト時間	最大充填量
BB 60 PCM 0.5 ml	$0.5\ ml\cdot hr^{-1}$	0.5 ml	60分	65 ml
BB 15 PCM 0.5 ml	$0.5\ ml\cdot hr^{-1}$	0.5 ml	15分	65 ml
BB2 ml/hrPCM 0.5 ml	$2\ ml\cdot hr^{-1}$	0.5 ml	15分	96 ml
BB2 ml/hrPCM 2 ml	$2\ ml\cdot hr^{-1}$	2 ml	60分	96 ml

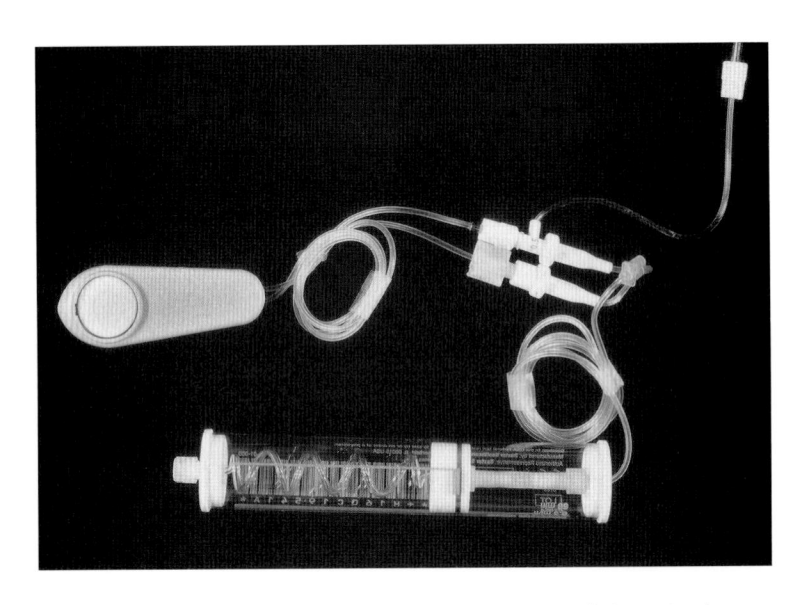

図14 バクスターインフューザー PCA システム（バクスター）

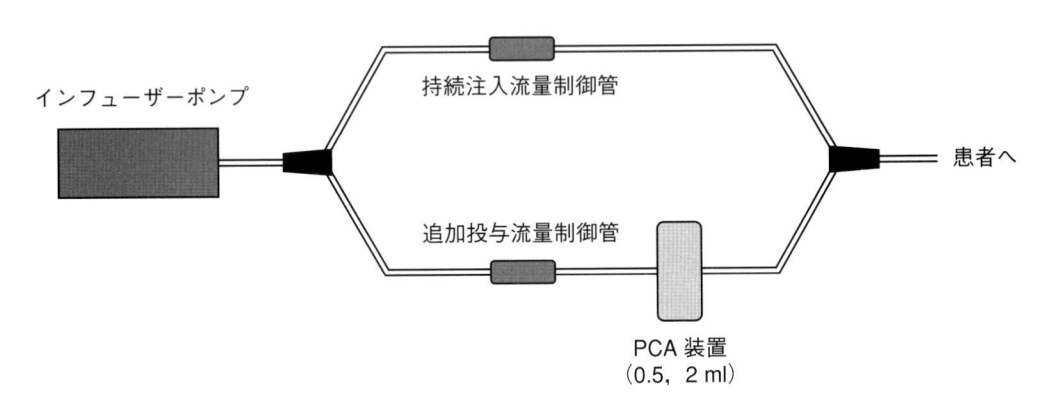

図15 バクスターインフューザー PCA システム（持続投与＋PCA タイプ）の構造

は 0.5 ml タイプと 2 ml タイプがある。0.5 ml タイプの PCA 装置は腕時計型となっている。単独で販売されている PCA 装置は従来の持続注入用バクスターインフューザーポンプに組み込むことにより，持続投与なしの PCA モードで使用される。この場合，ロックアウト時間はボーラス投与量（0.5，2 ml）と組み合わせるインフューザーポンプの投与速度により決定され

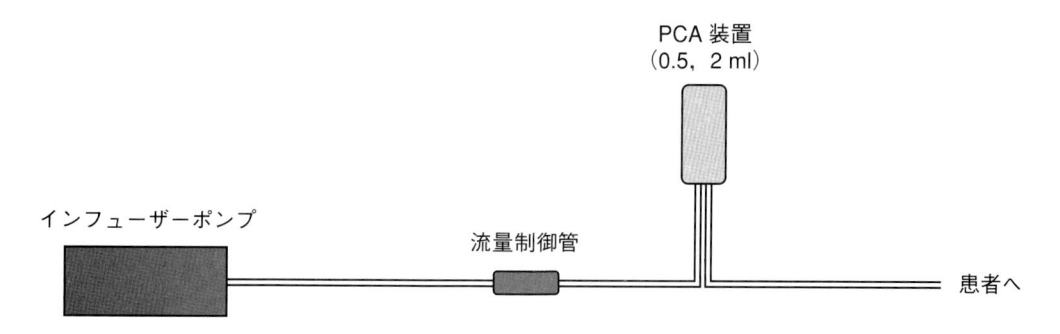

図16　バクスターインフューザーPCAシステム（PCAタイプ）の構造

る．たとえば，0.5 ml タイプの PCA 装置と 5 ml·hr^{-1} タイプのインフューザーポンプを組み合わせると，ロックアウト時間は6分となる．持続投与＋PCAタイプとPCA単独タイプの構造を**図15**，**図16**に示す．持続注入ポンプはバルーン圧が駆動力である

（川股　知之）

第3章
PCAを有効に安全に行うためのコツ
― 管理体制，教育，実施にあたっての問題点と解決法 ―

はじめに

　Patient-controlled analgesia（PCA：自己調節鎮痛）による疼痛管理を安全に，日常的に行うためには，①PCAを使用している患者に関係する医療従事者すべてが，PCAについての基本的な知識をもっていること，②患者が十分な説明を受け，使用法について理解していること，③患者の監視体制やトラブルシューティングの体制が確立していること，④PCAポンプの管理体制が確立されていること，⑤病院薬剤部との連携が図られていること，が必要である。
　本章では，自治医科大学附属病院での取り組みを紹介しながら，これらの項目について解説する。

1. 医療従事者が知らなくてはいけないPCAの基本

　PCAによる疼痛管理を成功させる重要なポイントは，医療従事者がPCAの基本概念とPCAポンプの具体的な操作法を理解していることである。そのために麻酔科医は，疼痛管理の専門家として，PCAによる疼痛管理の基本的知識を病院内に普及させるよう努力しなくてはいけない。以下にあげる点を院内の勉強会で講義することや，日々の回診の際に解説することが重要である。

A 疼痛の特徴

　疼痛の程度は個人差が大きく，経時的にも変化する。同じ病態であっても，患者の年齢，性別，性格，精神状態，過去の経験，帰属する社会集団の文化的・社会的特性などの影響で疼痛の程度は異なる。また，体を動かすことや処置などによって，患部に新たな機械的刺激が加わると，疼痛は増強する。開腹手術後の咳嗽，骨折部位のリハビリテーションなどが例

である。

術後痛や外傷痛は，生体に侵襲が加わった直後が最強で，時間の経過に伴って低下する。一方，陣痛・分娩痛は時間の経過とともに増強し，児娩出とともに急激に低下するのが特徴である。また，痛みには日内変動があり，夜間に疼痛の増強を訴える患者もいる。

B 疼痛の個人差と鎮痛薬の必要量に関する研究

疼痛の程度に個人差が大きければ，鎮痛薬の必要量も個人差が大きいことは想像できる。術後痛の程度と，鎮痛に要したオピオイド（ペチジン）の筋肉内投与量および血中濃度の関係を検討した研究があり，われわれはPCAの勉強会の際に紹介している[1]。これによると，疼痛が消失した際の血中ペチジン濃度の最小値（minimum effective analgesic concentration：MEAC）は個人間のばらつきが大きいものの，強い疼痛を感じている際の血中ペチジン濃度の最大値（maximum concentration of pain：MCP）とMEACの濃度差は小さく，個人間でほぼ一定の濃度差である[1]。この研究結果のMEACとMCPの関係の理解を助けるために，われわれは講義の際に図1を用いている。

MEACの個人差が大きいことは，鎮痛を得るために必要とする鎮痛薬の量には個人差が大きく，適切な投与量を予想することが困難であることを意味している。また，MEACとMCPの差が小さくて個人差も少ないことは，血中濃度がMEACに達した後では，少量で一定量の

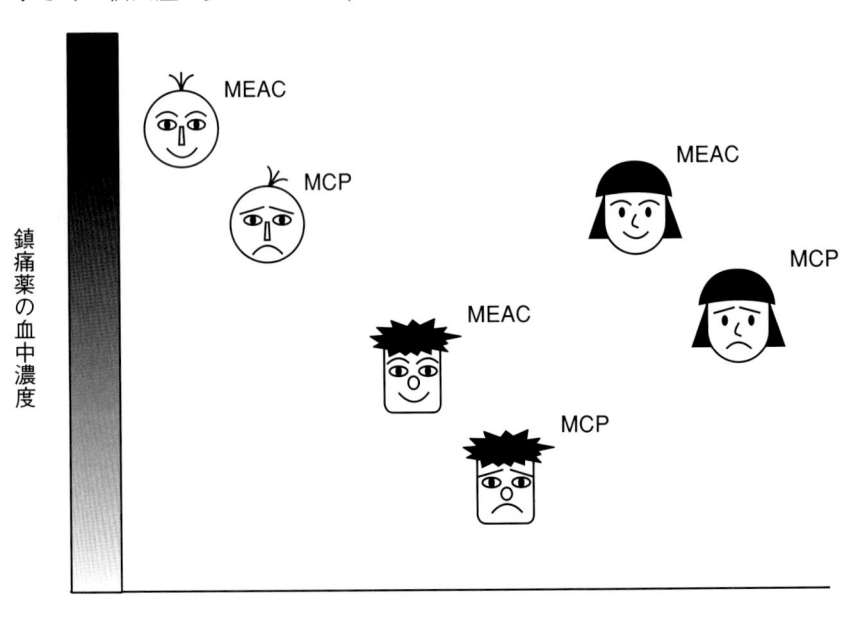

図1　疼痛の個人差と鎮痛薬の必要量

疼痛には個人差があり，鎮痛に必要とする鎮痛薬の血中濃度に個人差がある。一方，鎮痛が得られた状態と，疼痛が出現した状態における鎮痛薬の血中濃度の差（MEAC－MCP）は小さく，個人差も小さい。

MEAC：minimum effective analgesic concentration，MCP：maximum concentration of pain

追加投与を繰り返すことで鎮痛状態を維持できることを意味している[2]。つまり，疼痛に対する個人差を考慮して，患者それぞれが鎮痛を得た状態から，少量の鎮痛薬を繰り返し追加投与できるようにする鎮痛法が理想的であり，現在，これに最も近い方法がPCAである[2,3]。また，追加する鎮痛薬の投与量が少量であれば，血中濃度の急激な上昇が起こることは少ないため，過量投与による副作用を少なくすることができると考えられる。

フェンタニルの静脈内PCA（intravenous PCA：IV-PCA）を用いた研究でも，患者がPCAボタンを操作する直前の血中フェンタニル濃度には4〜5倍の個人差がある[4,5]。また，PCAにより患者の血中フェンタニル濃度は，各患者に固有な一定濃度に維持されていることも示されている[5]。しかし，PCAによる投与前と投与10分後における血中フェンタニル濃度の差にはばらつきが大きいこと，投与後に血中濃度が低下することもあること，その際にも疼痛の軽減を自覚する患者がいることもわかっている[5]。これらの結果には，患者の精神状態やプラセボ効果，オピオイド受容体濃度の変化，薬物動態，測定手技の問題などの関与があると考えられている[5]。

硬膜外PCA（patient-controlled epidural analgesia：PCEAともいう）では，投与薬剤により鎮痛効果が脊髄レベルと脊髄上位レベルの2ヵ所となることもあり，これまでに述べた血中濃度と鎮痛状態の関係は厳密には当てはまらない。しかし，硬膜外腔での局所麻酔薬の広がりやオピオイドの効果にも個人差があり，その個人差に対し，患者が疼痛を感じなくなるまで投与できるPCAが有効な手段であることは間違いない。

C PCAの適応

PCAの適応は，術後痛，分娩・出産痛，熱傷や骨折などの外傷痛，帯状疱疹痛や神経因性疼痛などの非癌性疼痛，癌性疼痛などのあらゆる疼痛である。そして，PCAの概念が理解でき，PCAポンプの操作ができる患者であれば，年齢を問わず，高齢者や小児も対象となる。十分に説明し，理解が得られれば，3歳児でも適応があると考えられている[6]。

D 投与経路

静脈内（IV-PCA）と硬膜外腔（硬膜外PCAまたはPCEA）が最も一般的である。そのほかに皮下，神経叢，くも膜下腔，粘膜（鼻，口腔，舌下，気道）などがある[3]。

E 使用薬剤

IV-PCAや皮下PCAではオピオイドが主体で，硬膜外PCAでは局所麻酔薬やオピオイドを単独または混合投与する。

F PCAの禁忌

患者がPCAを拒否する場合は禁忌である。また，患者が方法を理解できない場合や，上肢の不自由などでポンプの操作が難しい場合も不適当である。PCA開始後でも，操作法を十分理解せずに操作している場合や，PCAポンプを操作できない場合は，他の方法への変更を考える。また，投与経路に関連する禁忌もある。血液凝固機能が低下している患者に硬膜外PCAが禁忌であることはその一例である。

G PCAに関連する用語の解説と基本的な投与方法（表1，図2，図3）

PCAに関連して，表1にあげる専門用語がある。PCAでは，PCAボタン（リモートボーラスキー）を押すと医師が設定したボーラス投与量が投与され，その後はロックアウト時間となる。ロックアウト時間内は，PCAボタンを押して鎮痛薬を要求しても，投与は行われない。そして，ロックアウト時間が過ぎたあとは，PCAボタンを押せば鎮痛薬が投与できる状態となる。PCAではこの投与方法が繰り返される。

PCAにおける投与法の基本は，少量のPCAボーラス投与量を短いロックアウト時間で投与可能にすることである。そして，対象となる疼痛，患者の背景因子，投与経路，使用薬剤などによっては，持続投与を併用する（図2）。持続投与は，必要と考えられる鎮痛薬を最低限保証できるため，強い疼痛が予想される場合やPCAボタンの操作が頻繁となる場合に有用である。ただし，患者の疼痛感覚や代謝機能に関係なく鎮痛薬が投与され続けるので，過剰投与となる可能性がある。特に，長時間作用性鎮痛薬を用いる場合は注意が必要である。

投与法の例を図3に示す。(1)は持続投与される鎮痛薬の量が多い方法で，他と比較するとPCAボタンの操作回数が少なく，鎮痛薬の総使用量を予想するのが比較的容易である。硬膜外PCAで汎用されている。(2)は基礎持続投与量を(1)より少量とし，PCAボタンの操作が比較的多くなるものである。硬膜外PCAのほかにIV-PCAでも用いることがある。(3)は基礎持続投与を用いず，PCAボタンの操作だけで鎮痛状態を維持する方法である。疼痛の個人差や経時的変化に的確に対応でき，鎮痛薬による副作用が最も少ない方法である。IV-PCAで汎用され，硬膜外PCAでも用いられることがある[7]。この方法では，疼痛が非常に強い場合や短時間作用性鎮痛薬を用いた場合に，PCAポンプの操作回数が非常に多くなること

表1　PCAに用いる用語	
PCAボタン	: 患者が鎮痛薬を要求する際に押すPCAポンプのボタン。これを押すと，医師が設定した量（ボーラス投与量またはPCA1回投与量）だけ鎮痛薬が投与される。PCAボタンには，PCAポンプ本体にあるもの，数十センチのコードによってポンプから離れた場所で操作できるもの（リモートボーラスボタンまたはリモートボーラスキー）の2種類がある。
ボーラス投与量	: PCAボタンを1回押した際に注入される薬液量。PCA1回投与量ともいう。
基礎持続投与	: PCAではボーラス投与のみを行う方法と，一定量を持続投与してPCAを併用する方法がある。持続投与には，必要と考えられる鎮痛薬を最低限保証するという意義がある。
ロックアウト時間	: ロックアウトタイム，ロックアウトインターバルともいう。PCAでは，ボーラス投与が行われた後の一定時間は，PCAボタンを操作しても薬液が投与されない。この投薬されない間隔，言い換えるとボーラス投与が可能な最低投与間隔をロックアウト時間という。過剰投与を防止する安全機能のひとつである。機械式PCAポンプには時計が内蔵されているのでこのような設定が可能となる。ディスポーザブル式PCAポンプでは，薬液がリザーバーに充填されるまでの時間がロックアウト時間となる。 設定は，投与経路，効果発現時間，持続時間によって決める。一般的に，IV-PCAでは6～15分程度，硬膜外PCAでは10～60分程度とすることが多い。
最大ボーラス回数	: ロックアウト時間と並んで過剰投与を防止する方法のひとつ。一定時間内（1～数時間）にボーラス投与が可能な回数を，ロックアウト時間以上に制限するもの。たとえば，ロックアウト時間10分間，1時間の最大ボーラス回数3回という設定で，過去1時間にすでに3回投与された場合，最後の投薬から10分以上経過してからPCAボタンを操作しても投薬されない。PCAポンプのなかには，この設定ができないものもある。

がある。そこで，夜間だけ基礎持続投与を併用して，夜間のPCAボタンの操作回数を少なくする方法もある[8]。

H　PCAの特徴

PCAの特徴は，疼痛の程度がわかっている患者自身が鎮痛薬の投与を決定すること，患者の要求から最短の時間で鎮痛薬が投与されることの2点である。

患者の要求に応じて医療従事者が鎮痛薬を筋肉内または直腸内投与する方法では，患者が疼痛を自覚して看護師を呼び出し，要求してからも，処方の確認や準備などの段階を経るため，早くても要求から投与までに数分から十数分は要してしまう。一方，PCAでは，患者がPCAボタンを操作すれば1～2分後には鎮痛薬の投与は完了する。加えて，手元にPCAボタンがあることは，患者に「いつでもすぐに鎮痛薬を投与できる」という安心感をもたらす。

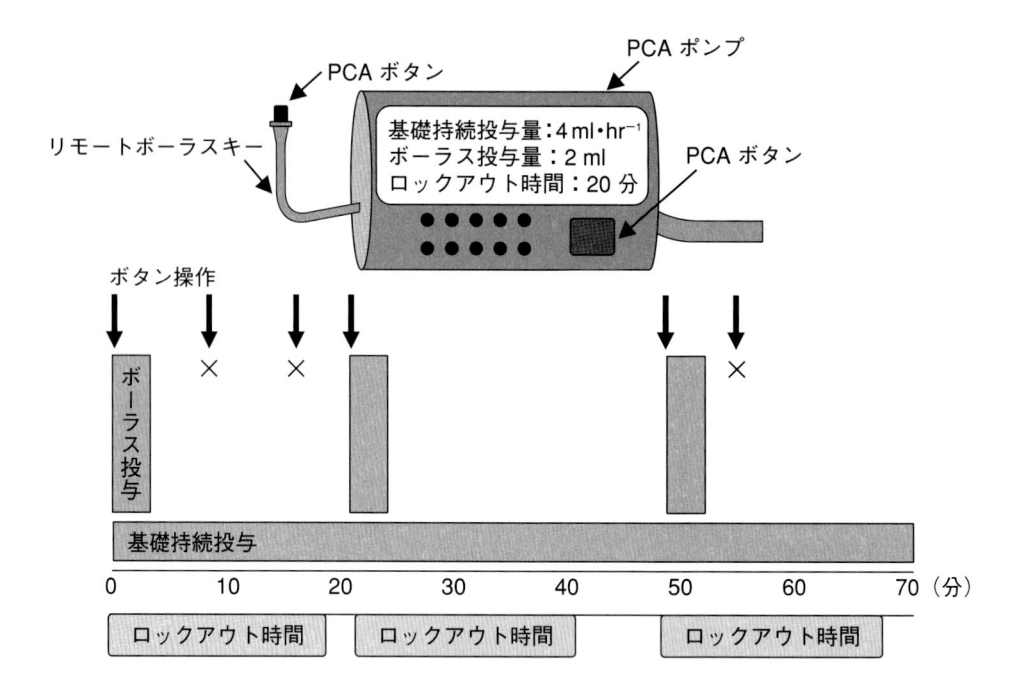

図2 持続投与とPCAを併用した例

この図で，PCAポンプは基礎持続投与量4 ml・h^{-1}，ボーラス投与量2 ml，ロックアウト時間20分に設定されている。患者がPCAボタンを押して鎮痛薬を要求する（↓）とボーラス投与量（2 ml）が投与され，その後の20分間はロックアウト時間となる。PCAでは，これが繰り返される。ロックアウト時間の間は，PCAボタンを押しても投与は行われない（×印）。この例では，患者から6回の要求があり，そのうち3回が有効で，70分間に6 mlがPCAボーラス投与量として投与されたことになる。

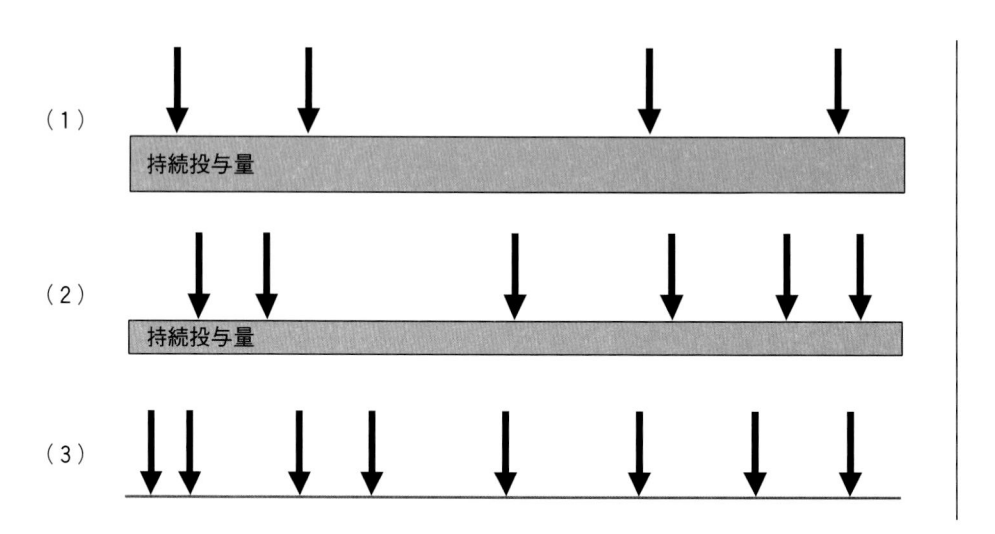

図3 PCAによる投与方法

（1）基礎持続投与とPCAを併用した方法のなかで，基礎持続投与量が比較的多い方法。PCAの使用回数は少なくなることが多い。硬膜外PCAで汎用されている。
（2）基礎持続投与とPCAを併用した方法のなかで，（1）と比較して基礎持続投与量が少ない方法。PCAの使用回数は比較的多くなる。硬膜外PCAだけでなく，IV-PCAにも用いられる。
（3）基礎持続投与を用いないで，PCAのボーラス投与のみで鎮痛を図る方法。IV-PCAで汎用されている。長時間作用性鎮痛薬を用いた硬膜外PCAでも使用される。

また，医療従事者を呼び出して鎮痛薬を要求することを「手を煩らわせてしまう」と思い，遠慮してしまう患者も意外といる。このような遠慮をすることなく鎮痛薬を利用できることもPCAの利点である。しかし，PCAでは，鎮痛薬の副作用や過量投与を危惧して，自己投与を躊躇する患者がいることも事実である。

I PCAを成功させるポイント

PCAによる疼痛管理を成功させる重要なポイントは，十分な鎮痛を施し，疼痛がほとんどない状態からPCAを開始することと，PCAボタンを操作して疼痛がほとんどない状態や，疼痛を感じたとしても不快ではない程度に維持することである。

しかし，PCAを用いても十分な鎮痛効果が得られないこともある。疼痛の程度に比してPCAでの鎮痛薬の投与量が明らかに少ないと考えられる場合もあるが，PCAボタンを押すタイミングが適切ではないと思われる場合のほうが多い。PCAやその他の鎮痛法における鎮痛薬の1回投与量は，どのような疼痛をもゼロにするというものではなく，疼痛の程度を，100 mmのvisual analogue pain score（VAPS）でいえば，20〜30 mm程度低下させるものである[5]。このことを念頭におき，PCAボタンの操作の違いによる疼痛管理の不成功例と成功例を3症例（図4〜6）にて解説する。

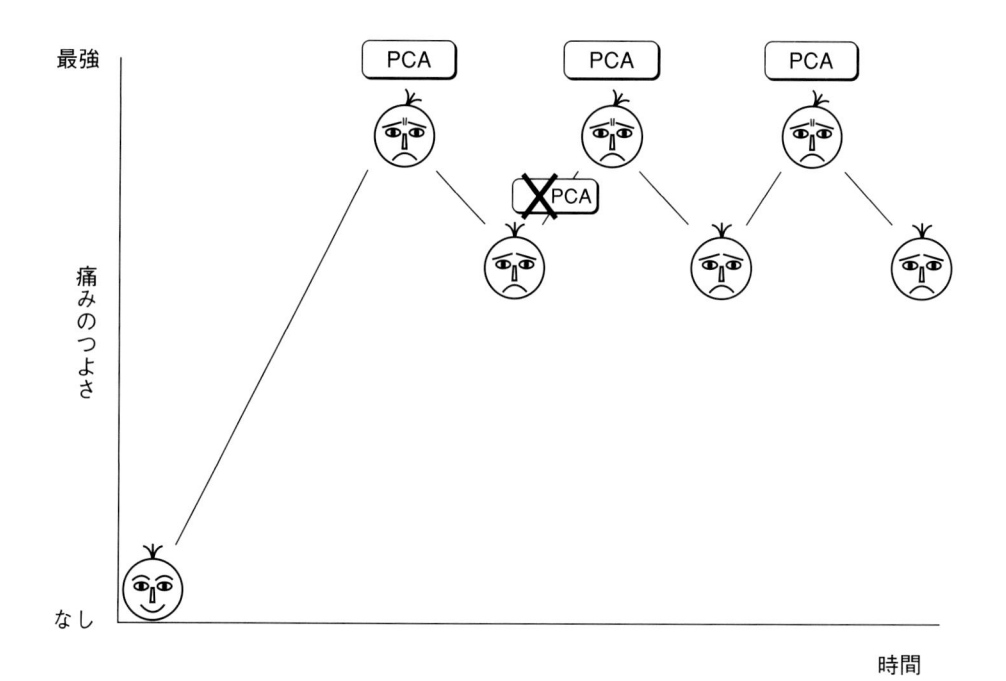

図4　症例1：PCAを用いても鎮痛効果が不十分な例

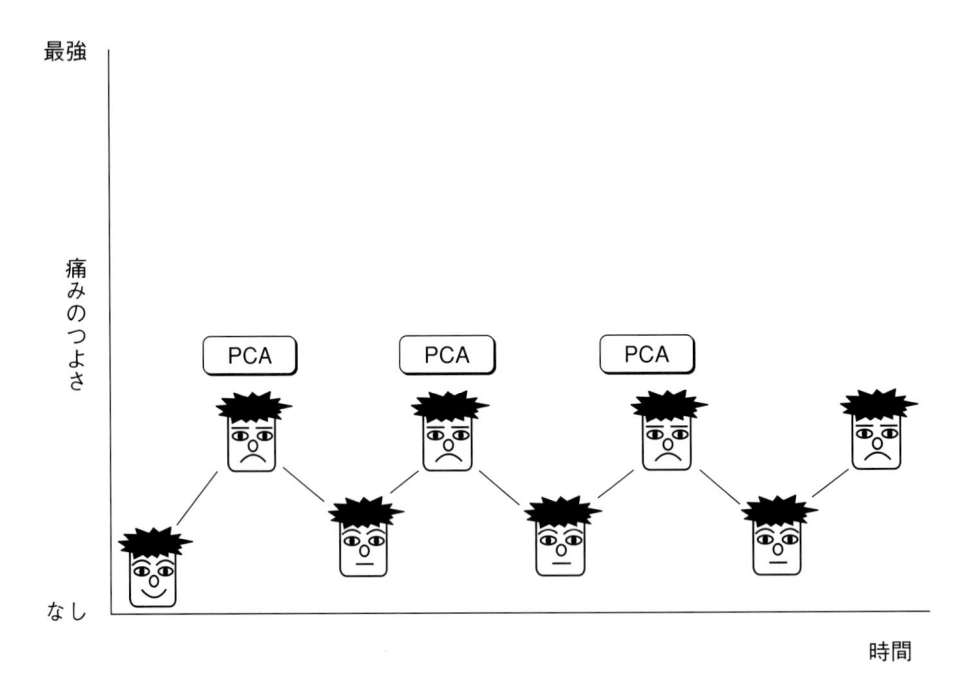

[図: 痛みのつよさと時間の関係を示すグラフ。最強〜なしのスケールで、PCAボタン使用により痛みが低く抑えられている様子]

図5　症例2：PCAによって十分な鎮痛効果が得られた例

　症例1（図4）の患者は，時間の経過に伴って疼痛が増強していることを感じていたが，我慢を続けていた．そして，我慢の限界となったところでPCAボタンを押した．しかし，PCA使用後の疼痛は中等度から強度であった．そこで，すぐに鎮痛薬を追加しようとPCAボタンを押したが，ロックアウト時間内であったため鎮痛薬は投与されなかった．そして，ロックアウト時間内にも疼痛は増強していった．その後も，我慢の限界になったときにPCAボタンを押していたため，患者は中等度以上の疼痛を感じ続け，PCAに対しては「効かない」という感想をもった．

　症例2（図5）の患者は，「痛みが出現しはじめてきた時点」や，「不快な感じがしはじめてきた時点」でPCAボタンを押していた．患者が感じていた疼痛は軽度で，PCAには「ほとんど痛くない状態を維持できた」という感想をもった．

　症例3（図6）の患者は症例1と同様に，我慢できないときにPCAを使用していたため，当初は鎮痛が不十分であった．そこで，医師はPCAの薬液をPCAの設定とは別に，疼痛が消失するまで少量ずつ繰り返し投与した．そして，患者には「痛みを我慢しないこと」，「痛みが出現しはじめてきた時点」や「不快な感じがしはじめてきた時点」でPCAボタンを押すようアドバイスをした．その後，患者はこの忠告どおりにポンプを操作し，その後の疼痛は軽度となった．この患者は，PCAに対して「当初は痛みが強かったが，鎮痛薬を追加した後はほとんど痛くない状態を維持できた」という感想をもった．

　症例1は，疼痛が強度になるまでPCAを使用しなかったために，十分な鎮痛効果が得られ

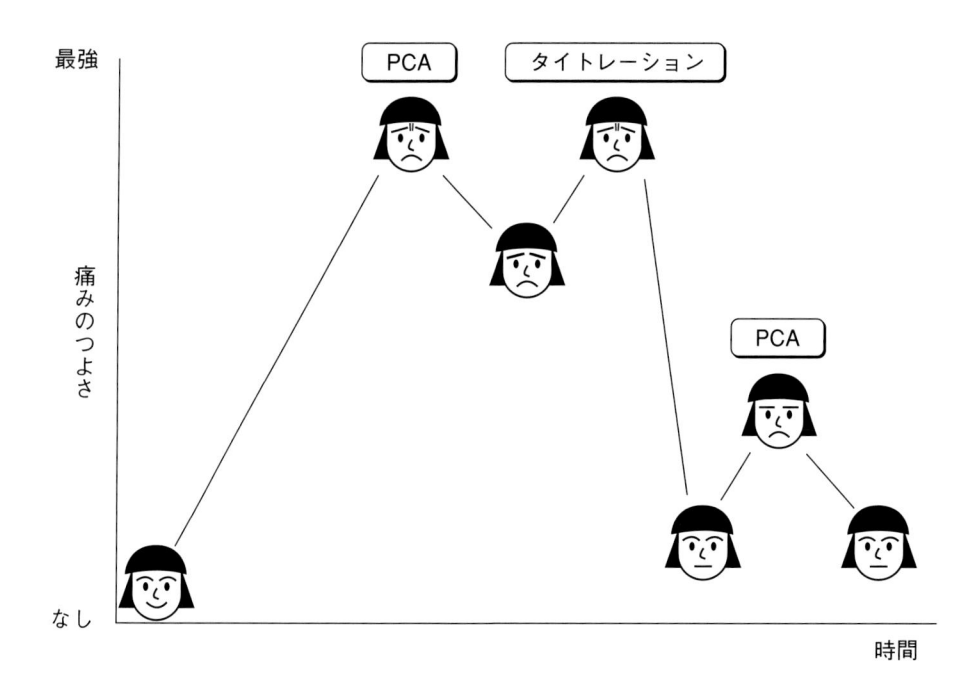

図6 症例3：PCAを用いても鎮痛効果が不十分であったが，タイトレーションを行い，その後は十分な鎮痛効果が得られた例

なかった例である．このような症例は意外に多く，PCAの説明や患者の理解が不十分なことが一因である．また，患者や医療従事者の一部には「痛みはできるだけ我慢したほうがよい」，「鎮痛薬はできるだけ少ないほうがよい」という考えをもっているものがあり，これらの考えがPCAボタンの操作に影響していることもある．

　症例2は，PCAによって良好に疼痛管理できた典型例である．このようなタイミングでPCAボタンを押して，疼痛がない状態やあったとしても軽度な状態を維持することが，PCAによる疼痛管理を成功させるカギである．

　症例3は，途中で鎮痛薬の追加投与を行って鎮痛を得た後にPCAを再開し，その後は疼痛管理に成功した例である．ここで医師が行った追加投与を「タイトレーション」という．タイトレーションは，医師がPCAの薬液またはその他の鎮痛薬を，鎮痛効果が得られるまで，または副作用の徴候が出現するまで，短い間隔で繰り返し投与するものである．PCAで鎮痛効果が不十分な場合は，タイトレーションによって鎮痛を図った後に，PCAで鎮痛状態を維持していくことが有用である．タイトレーションの例は後述する．

J　PCAボタンの操作

　PCAボタンの操作は，患者自身が行うのが原則である．医療従事者や家族がこれを代行してもよいのは，鎮痛薬を使用したいという患者の意志が明確でありながら，PCAボタンの操

作ができない場合のみである。医療従事者や患者の家族が，患者の疼痛の程度を推察してPCAボタンを操作することは，PCAという定義からはずれている方法で，疼痛の程度を過小または過大評価するおそれがあることや，副作用を心配してPCAポンプのボタンを意図的に押さなくなることがあるため避けるべきである。また，看護師を呼び出してからPCAボタンを押す方法もみられるが，投与のタイミングを逸することや，患者が遠慮することもあるので推奨できない。

K PCAポンプの種類[9,10]

PCAは安全な鎮痛法であるといわれているが，重篤な合併症が生じる可能性はある。その主な原因のひとつがポンプの誤設定，誤操作である[3]。そこで，PCAポンプの基本的な構造や操作方法を理解することは重要である。

現在市販されているPCAポンプは，マイクロプロセッサを内蔵するインフュージョンポンプである機械式ポンプと，ディスポーザブル式持続注入器の回路にPCA専用のリザーバーをつけたディスポーザブル式ポンプに大別される。それぞれの利点と欠点を**表2**に示す。

機械式ポンプには，回路の閉塞，気泡の混入，予定量の終了，機器の不調を告知するアラーム機能がある。アラーム音は，警報を与えるという意味のためか，どちらかというと不快な音で，周囲の患者や対応する者にも迷惑となることがある。病棟看護師に対する調査でも，PCAポンプのアラームに関する苦情は多い[11]。しかし，アラーム機能は，患者が予定されて

表2 機械式PCAポンプとディスポーザブル式PCAポンプの利点と欠点

ポンプ	利点	欠点
機械式ポンプ	・PCAの設定が比較的自由にできる ・アラーム機能があり，投与経路の異常や投与の終了がわかる ・薬液使用量を正確に把握できる（投与時刻を把握できる機種もある）	・ポンプが大きく，重い ・ポンプの設定方法が煩雑 ・アラーム音が不快，音量が大きい ・ポンプ本体が高価 ・専用回路や電池にコストがかかる
ディスポーザブル式ポンプ	・取り扱いが簡単 ・比較的小さく，軽量 ・駆動音，アラーム音がなく静か ・駆動のための費用がいらない ・特定保険医療材料の対象である	・流速とリザーバーの容量によって設定が規定されてしまう ・ロックアウト時間内の要求回数を把握できない ・投与量が正確には把握できない機種がある ・注入圧が高く，ボーラス投与が困難なことがある（特に硬膜外） ・アラーム機能がないため投与経路の異常や薬液の終了を検知できない

いる治療を受けていない状態を検知している重要な機能であり，機械式ポンプの利点でもある．重要なことは，アラームの有用性を認識すること，アラームを発生させないよう工夫すること，そして，対処法を決めておくことである．

　PCAの勉強会では，PCAの原理，PCAポンプの構造と基本操作，アラーム発生時の対処法の理解を容易にするために，PCAポンプを操作しながら説明するのがよい．ポンプの台数に余裕があれば，受講者にポンプを操作してもらうほうがよい．そうすることで，PCAに対する理解がさらに深まり，PCAポンプに対する「特殊さ」，「近寄りがたさ」を払拭することができる．

　勉強会のあとで，簡単なポンプの取扱い説明書と練習用のポンプをともに貸し出し，操作に慣れてもらうのも一法である．この取扱い説明書は，操作法の習得や復習に有用であるばかりでなく，トラブルシューティングの際にも役立つ．われわれは，「起動→設定→操作→一時停止→投与量の確認→再開→停止」という一連の手順のほかに，「閉塞や不適切な設定によるアラームの発生→一時停止→原因の解除→再開」という，アラームの発生から解決までの手順書を作成し，PCAポンプとともに病棟へ貸し出している．

　PCAポンプに関連してもうひとつ重要なことは，日常的に用いるPCAポンプの種類をできるだけ限定することである．PCAポンプの特性上，疼痛の種類によって異なった機種を用いる必要はあるが，1つの病棟でさまざまな種類のPCAポンプを同時に用いることは，混乱を生じさせ，患者の安全を脅かすおそれもあるため，できるだけ避けるべきである．そして，新たな機種を用いる際には，新たなオリエンテーションを行うべきである．

勉強会を行う際の要点

　PCAに対する理解を深めるために，医療従事者を対象とした勉強会を開催する際は，同一の内容のものを複数回繰り返すことが大切である．われわれの方法は，病棟単位で勉強会を開くのではなく，同じ内容の勉強会の予定を看護部と各科病棟へ連絡し，誰でも，何度でも自由に出席できるようにしている．多人数に対して効率よく教育を行うには，この方法がよい．勉強会を定期的に複数回開くことは，再教育という点でも有用である．

2. 患者へのPCAの説明

　患者に対してPCA開始前に十分に説明することが一番重要で，熟練した麻酔科医が担当するほうがよい．しかし，術前や疼痛が強いときの患者の心理状態は通常と異なるため，1回の説明では十分な理解が得られないこともある．そこで，PCA開始後にも説明を繰り返すことが必要であり，麻酔科医のみならず看護師や担当医も，患者に対して積極的に説明を行う姿

勢が大切である。

われわれが術後鎮痛にPCAを用いる場合は，手術前日，手術当日の麻酔導入前，麻酔覚醒後の術後回復室で麻酔科医が繰り返し説明し，病棟でも看護師や担当医，麻酔科医が，疼痛を我慢しないこと，体を動かす前に使用することなどを説明している．繰り返し説明することには，PCAに対する理解を深めるだけでなく，自己投与に対する不安を取り除く効果もある．患者にPCAの説明をする際のポイントを以下にあげる．

A 疼痛を我慢しないこと

疼痛を我慢しないことがPCAによる疼痛管理を成功させるカギのひとつである．特に術後痛の場合，「痛みがないと，傷の治りが悪い」，「よくなるためには，痛みは我慢しなくてはいけない」という誤解が患者だけでなく，医療従事者のなかにもみられる．疼痛による呼吸・循環器系への負荷や，体動時の疼痛による離床の遅れが，健康上有害となりうることを説明し，理解を得ることも肝要である．

B PCAの概念の説明

疼痛の程度には個人差があり，時間の経過によっても変動するため，鎮痛薬の必要量も個人差が大きいこと，そして，疼痛の程度は患者自身にしかわからない感覚であることを説明する．そして，疼痛を感じている患者本人が鎮痛薬を使うか否かを判断して投与する方法としてPCAがあること，PCAボタンを1回押すと医師が定めた量の鎮痛薬が投与されること，このボタンを繰り返し押してよいことを説明する．このときは，実際にPCAポンプを見せて説明するほうがよい．

C ボタンを押すタイミングの説明

医療従事者への説明の項でも述べたように，疼痛が最大になってからPCAボタンを押すのではなく，「痛みが出現しはじめた時点」や「不快な感じになった時点」にPCAボタンを押すように説明する．安静時と体動時の疼痛の差が大きい場合は，体を動かす前にボタンを押すように指導することも肝要である．そして，医療従事者に遠慮することなく鎮痛薬を使ってよいことや，PCAのボーラス投与量は少量であるために副作用は少ないので，ボタン操作を躊躇しなくてもよいことも説明する．

D ロックアウト時間の説明

　ロックアウト時間については例外を除き必ず説明する．例外とは，PCAボタンを押す行為そのものに，プラセボ効果を期待する症例である．ロックアウト時間を説明するべき理由のひとつは，ロックアウト時間という過剰投与防止機能によって，安全への配慮がなされていることを理解してもらうことにある．もうひとつの理由は，患者と医師との信頼関係を保つためである．具体的にいえば，ロックアウト時間の説明を受けていない患者がロックアウト時間内にPCAボタンを押して，PCAポンプの駆動音や注入感によって鎮痛薬が投与されないことを自覚した場合，機械が故障しているのではないかと誤解することや，治療法に不信感を抱くことがあるためである．

　ロックアウト時間の説明の最後には，PCAポンプには時計機能が内蔵されているため，患者が時間にとらわれる必要はないことも説明する．

3. PCAが施行されている患者の監視

　PCAを使用している患者の監視で最も重要なことは，病棟看護師や担当医だけでなく，麻酔科医も定期的に回診することである．麻酔科医の回診の頻度は，最低でも24時間に1回，理想は2回以上である．病棟看護師の回診は，PCA開始直後の4～6時間は1時間ごと，以後，鎮痛効果が維持できている場合は3～6時間ごとが適当である．患者を監視するうえで重要なポイントを**表3**に示す[12]．基本は他の疼痛管理と同様である．ただし，PCAでは，自己投与していることを念頭におき，鎮痛薬の使用量を考慮して監視することが重要である．

A 疼痛の評価

　疼痛の評価法は多数ある．疼痛の程度を数量化する100 mmのvisual analogue pain score（VASまたはVAPS）や，0から10までの11段階で表現するverbal pain scoreは簡便であり，汎用されている．しかし，患者にとっては疼痛をこのように表現することは日常的ではない．そのため，事前に説明しておかないと，答えに困る患者も少なくない．治療前の疼痛の程度を10とし，これに対する比で表現する方法もあり，これは回答しやすいようである．

　海外では，疼痛を"none, mild, moderate, severe, worst"と評価するものもある．この，「なし」，「軽度」または「弱い」，「中等度」または「中くらい」，「強度」または「強い」，「最強」または「最悪」は，簡便で表現しやすい．また，PCAボタンを操作するタイミングを説明する際にも理解されやすい表現である．

　術後鎮痛に用いられるPrince Henry pain scoreは，安静時と体動時の疼痛の有無を1つの方

表3　麻酔科医によるPCA患者に対するケア

1. 過去24時間における鎮痛薬の投与量とPCAの設定の確認
2. 疼痛の評価
   ・安静時および体動時の疼痛を評価する
   ・疼痛が病状や鎮痛法に相応しない場合，他の原因（術後合併症，精神状態，オピオイドの耐性など）を考慮し，担当医や専門医と連絡を図り評価する
3. 副作用の評価
   ・それぞれの副作用が，病状や鎮痛薬およびその他の薬剤の投与量に相応しているかを評価する
   例）鎮静状態の場合，最近投与された薬物を確認し，血糖，血清電解質，血液ガス，心電図などの精査の必要性を検討する
4. 問題指向型の診察
   ・バイタルサインをとり，前値と比較する
   ・バイタルサインが不安定である場合（低血圧，不整脈など），血液検査，心電図などの精査の必要性を検討する
5. PCAの設定やPCAに使用しているオピオイドを変更することの検討
6. 現在の治療法の記録，治療計画全体の検討
   ・補助鎮痛法，非薬物療法を検討する
7. 現在の治療法に対する患者の満足度の評価
8. より簡単な鎮痛法への変更の検討
   例）経口薬への変更
9. 所見，印象および計画の診療録への記録
10. 疑問点，問題点に対応する専門家の確保

(Practice guidelines for acute pain management in the perioperative setting. A report by the American Society of Anesthesiologists Task Force on Pain Management, Acute Pain Section. Anesthesiology 1995; 82:1071-81より改変引用)

法で評価するものである[13]。フェイススケールは，小児の疼痛評価法として導入されたもので，成人ではスケールの表情と疼痛の程度を結びつけられず，困惑する患者も少なくない。

B バイタルサインの監視

意識状態，呼吸状態，呼吸回数，血圧，心拍数，体温などを評価する。呼吸状態の評価には，パルスオキシメータによる経皮的酸素飽和度の監視も必要である。上気道閉塞症状の評価や呼吸回数の測定は，オピオイドの過剰投与による意識障害や呼吸抑制による高炭酸ガス血症を評価するうえで必要である。さらに，患者の全身状態に応じて心電図の連続監視，血圧の頻繁な測定も加えるべきである。硬膜外PCAで局所麻酔薬の持続投与が行われている場合，特に循環血液量が減少している症例では血圧が低下するおそれがあるので，注意が必要である。

C 鎮痛薬による副作用の評価と対処方法の確立

鎮痛薬の副作用には，まず，病棟看護師，病棟担当医が対処することが多い．しかし，症状のなかには，迅速な対応が必要であるものやPCAを中止すべきもの，対症療法を行いながらPCAを継続させるものがあるため，麻酔科医への連絡は必要である．表4に鎮痛薬の副作用と一般的な対処法，麻酔科医へ連絡すべき状態を示した．

鎮痛薬の副作用と同様の症状は，その他の要因でも生じることがある．意識状態の変容は，血清電解質の異常や，鎮静薬投与でも生じる．また，全身麻酔後の悪心・嘔吐には，オピオイド以外の因子も関与するため[14]，術後痛が強い時期にはオピオイド投与を中止するのではなく，悪心・嘔吐に対する治療とオピオイド投与を併用して疼痛管理を行うこともある．

表4　PCAに用いる鎮痛薬の副作用と対処の要点

鎮痛薬	副作用	対処の要点
オピオイド	意識障害	意識状態の評価，呼吸状態の評価，気道の確保，酸素投与，オピオイド使用量の確認，PCAの設定の確認，鎮痛薬以外の投薬の確認，血液検査，ナロキソンの投与
	上気道閉塞	意識状態の評価，呼吸状態の評価，気道の確保，酸素投与，オピオイド使用量の確認，PCAの設定の確認，鎮痛薬以外の投薬の確認，血液ガス分析，ナロキソンの投与
	呼吸回数の低下	意識状態の評価，呼吸状態の評価，気道の確保，酸素投与，オピオイド使用量の確認，PCAの設定の確認，血液ガス分析，ナロキソンの投与
	悪心・嘔吐	意識状態の評価，制吐薬の投与，誤嚥の防止
	搔痒感	皮膚障害の評価と予防，強度な場合ナロキソンの投与，硬膜外投与に多い
	便秘	緩下薬の投与
局所麻酔薬	血圧低下	体液バランスの評価，輸液負荷，昇圧薬の投与，起立性低血圧の予防
	下肢の知覚障害，運動麻痺	部位の評価，程度の評価，進行の評価，皮膚障害の評価と予防，転倒の予防

麻酔科医への連絡が必要な状態
・傾眠状態，鎮静症状の増悪
・上気道閉塞症状
・呼吸数が8回・min^{-1}以下の呼吸抑制
・制吐薬の投与によっても改善されない悪心・嘔吐
・輸液負荷（500〜1,000 ml）や昇圧薬投与で改善されない低血圧
・PCA開始後6時間以上経過しても遷延するか進行する運動麻痺

D 不十分な鎮痛への対処

　鎮痛効果が不十分な場合には，まず，疼痛を我慢せずにPCAボタンを押すことを促す。PCAボタンを頻繁に押していても疼痛が軽減されない場合や，ロックアウト時間内の要求回数が多い場合は，タイトレーションやPCAの鎮痛薬とは作用機序の異なる鎮痛薬の投与，PCAの設定の変更を行う。

　モルヒネのIV-PCAにおけるタイトレーションの例は，モルヒネ1～3 mgを，鎮痛効果が出現するまでか副作用の徴候が出現する（眠くなる，気持ち悪くなる）まで，2～5分間隔で繰り返し静脈内投与し，PCAを再開するものである。硬膜外PCAでは，薬液2～4 mlを鎮痛効果か副作用の徴候が出現するまで，15～60分間隔で繰り返し投与する。タイトレーションは，副作用への対処を熟知した医師が，患者を十分に監視でき，副作用に素早く対処できるような環境でのみ行う。

　PCAに用いる鎮痛薬と作用機序の異なる鎮痛薬（非ステロイド性抗炎症薬など）を併用することは，オピオイドの過量投与を防ぎ，鎮痛効果を得るという点で有用である。坐薬の場合，投与が簡便であることも利点である。

　不十分な鎮痛に対する対処法は，あらかじめ定めておく。24時間体制で麻酔科医や「急性疼痛管理チーム」がタイトレーションやPCAの設定の変更を担当することが理想であるが，これに見合うマンパワーを確保することが困難な現状である。次善の方法として，麻酔科医の回診時にタイトレーションやPCAの設定の変更を行い，麻酔科医が即座に対応できない際は，担当医や看護師の判断で補助鎮痛薬を投与し，それでも不十分な場合に麻酔科医を呼び出す方法があげられる。

E PCAの設定の変更，PCAの終了

　麻酔科医は，回診の際にPCAの設定を変更することを考慮しなくてはいけない。術後鎮痛では，経過に従って鎮痛薬の必要量が減少していくこともあるので，持続投与の減量や中止も考慮する。鎮痛薬による副作用が強い場合にも，持続投与量やボーラス投与量を減量することを考慮する。また，PCAによる鎮痛から経口鎮痛薬へ切り替えることも考慮すべきである。

　PCAを終了する方法は，麻酔科医が各患者の状態を判断して終了させる方法と，クリニカルパスのような，ある一定の指針に則った管理方法のなかで終了させる方法に大別される。前者の一例は，麻酔科医が，まず持続投与を終了させ，その後にPCAの使用量が減少したことを確認して終了させる方法である。術後鎮痛の場合は，後者のクリティカルパスに則った管理法のなかでPCAを終了させることが多い。術後第3病日に硬膜外カテーテルを抜去し，同時に硬膜外PCAを終了させるというのがその一例である。この場合は，終了時に麻酔科医

が必ずしも立ち会わなくてもよい．われわれも，術後鎮痛にはこの方法を取り入れている．しかし，この方法でも，麻酔科医は患者の鎮痛状態や全身状態を回診時に評価し，PCAの施行期間を延長させることやPCAを再開させることを，担当医や病棟看護師と連絡しあうことが肝要である．

F PCAポンプの故障やアラームへの対応

　PCAポンプが故障した場合やアラームが発生した際の対応法は，事前に病棟と検討して取り決めておく．不十分な鎮痛と同様，麻酔科医や「急性疼痛管理チーム」が24時間体制で対応できることが理想である．しかし，この体制を確立できる施設は非常に少ないのが現状であろう．また，体制が整っていても，麻酔科医を呼び出してから解決までには数分以上の時間を要する．そこで，病棟のスタッフがまず問題の解決を試みることが重要である．

　実際的な対処法は，病棟のスタッフの対応と麻酔科医の対応という2段階のものである．病棟のスタッフの対応とは，アラームが発生した際に，まずアラーム音を停止させて原因を検索して解決した後に，PCAの再開を試みることである．この方法が有効なのは，アラームの原因が回路の閉塞やポンプの電池の消耗の場合である．そのために，アラーム発生時のマニュアルは病棟に必須である．上記の対応でも再開できなかった場合は麻酔科医が対応する．原因としては，薬液の消耗，ポンプの故障などがある．また，病棟のスタッフでは解決できず，麻酔科医がすぐに対応できない場合の対処法も決めておく．この場合，PCAに固執せずに，他の鎮痛法に変更することも一法である．

　われわれがこれまで経験したなかで発生頻度の高いアラームは，薬液や電池の消耗，回路の閉塞である．薬液の消耗は，麻酔科医が回診時に薬液の残量を確認し，必要であれば補充することで防止できる．回路の閉塞の原因は，三方活栓の誤操作，PCA回路のクランプ，カテーテルの屈曲，点滴漏れなどで，輸液回路を変更した場合やPCAに薬液を補充した後に発生することが多い．

4．薬剤部との連携

　PCAで用いられる鎮痛薬のほとんどはオピオイドである．オピオイドの取扱いは，「麻薬及び向精神薬取締法」に則って厳重に行われなくてはいけない．実際の臨床に即した対応を理解するには，財団法人麻薬・覚せい剤乱用防止センターが発行している「医療機関・薬局における麻薬・向精神薬の取扱いについて」[15]や東京都健康局食品医薬品安全部薬務課による「麻薬取扱いの手引き（病院・診療所用）」[16]が参考となる．特に後者はインターネットからダウンロードできる（http://www.kenkou.metro.tokyo.jp/yakumu/mayaku/hpmayaku/tebiki.pdf）．

PCAでは，鎮痛薬の必要量を予想することが困難なことが多い。そのため，休日や夜間にオピオイドの補充が急遽必要となることや，PCA終了時にオピオイドを含む薬液を廃棄せざるをえないことがある。PCAを導入する際には，院内の薬剤部に対して，PCAではこのような事態が起こりうることを連絡し，処方時と残液返却時の手順や遵守事項を取り決める必要がある。

　オピオイドの廃棄は，「麻薬注射剤の施用残液の廃棄（施用に伴う消耗）」と「麻薬処方箋により調剤された麻薬の廃棄（麻薬施用者自らが調剤した麻薬の廃棄を含む）」に大別される[15, 16]。PCAにモルヒネやフェンタニルを処方し，患者がこれを使用して残液が生じた場合は，前者の「麻薬注射剤の施用残液の廃棄（施用に伴う消耗）」に該当するため，都道府県知事に届け出ることなく，麻薬管理者が麻薬診療施設の他の職員1名以上の立会いの下に廃棄し，麻薬帳簿の麻薬注射剤を払い出したときの備考欄に廃棄数量を記載する[15, 16]。（麻薬管理者とは，都道府県知事の免許を受けて，麻薬診療施設で施用または交付される麻薬を業務上管理する，医師，歯科医師，獣医師または薬剤師をいう。）

　一方，「麻薬処方箋により調剤された麻薬の廃棄」とは，処方されたオピオイドが患者の死亡などにより施用する必要がなくなった場合などであり，廃棄後30日以内に「調剤済麻薬廃棄届」を都道府県知事へ提出する必要がある[15, 16]。しかし，PCAでこれに該当するケースは少ない。

　オピオイドの管理以外でも薬剤部との連携は重要である。特に今後は，調剤についての連携を推進するべきである。PCAでは，同一の薬液を複数日用いることがほとんどであるため，薬剤部の調剤用クリーンベンチで薬液を作製することが理想である。また，処方から調剤を薬剤部で一元的に管理する方法は，麻薬管理，在庫管理およびコスト管理の面で有用であり，一部の施設ではすでに取り入れられている。ただし，この方法を運用するためには，薬剤部の人員の確保や設備の拡充が必要な施設が多いと思われる。そして，薬剤師がPCAによる鎮痛サービスに参加して，鎮痛薬の使用法を麻酔科医や担当医にアドバイスすることも，よりよい鎮痛サービスを提供するうえで，今後取り入れられていくべきことである。

5. PCAポンプの管理

　PCAによる疼痛管理を日常的に施行するようになり，使用するPCAポンプの台数が増えていくと，PCAポンプの行方がわからなくなってしまったり，調整を必要とするはずのポンプが放置されていたりするような事態が生じることがある。そのため，PCAを日常的に用いる場合，以下にあげるような方法でPCAポンプを管理する必要がある。

A 手術室や麻酔科外来で麻酔科医がポンプを管理する方法

　麻酔科医が中心となって手術室または麻酔科外来でPCAポンプを一元的に管理し，使用する際に持ち出し，使用後に回収する方法である．利点は，麻酔科医の主たる勤務場所でポンプを管理すること，ポンプを院内の1つの場所で管理できることである．欠点は，麻酔科医がポンプのメインテナンスに時間と手間を割かなくてはいけないこと，病棟へ持ち出したPCAポンプの回収方法を決めておかないと，ポンプが行方不明になることである．特に，ポンプの台数が多い場合は，管理方法や回収方法を決め，利用者に守るよう指導しなくてはいけない．

　われわれの施設では，手術室でこの方法を用いて管理している．具体的には，PCAポンプ本体に番号をつけ，ポンプの台帳を作り，この台帳に，どのポンプが，いつ，どの患者に使用され，どこの病棟へ持ち出され，いつ返却されたかを記入するようにしている．

　ポンプの回収方法は，PCAの終了方法によって異なる．麻酔科医がPCAを終了させた場合はそのまま回収すればよい．それ以外には，麻酔科医が病棟回診の際に終了ずみのポンプを回収する，病棟看護師が手術患者の入室時に返却する，看護助手が手術室へ運ぶという方法がある．

　手術室に臨床工学技士が常駐している施設では，臨床工学技士がポンプのメインテナンスを担当することも一法である．

B 病棟でポンプを保管する方法

　各病棟の定位置に保管し，必要なときに使用する方法である．術後鎮痛では，術前に麻酔科医がPCAポンプを手術室へ持参する指示を出し，持参されたポンプの簡単な点検を行った後に患者に使用する．単独の病棟で施行する場合や，病棟でのポンプの使用頻度がほぼ一定な場合には有用である．また，産科病棟や緩和病棟でも有用である．欠点は，病棟に保管スペースを確保すること，ポンプの使用効率が悪くなるおそれがあることである．

C 中央部門での管理

　近年，臨床工学技士の管理する中央部門（MEセンターなど）で，院内の医療機器を一元的に管理する方法を採用している病院が増えている．このような体制では，他の医療機器と同様，PCAポンプも臨床工学技士による保守・点検を受けて管理することがよい．この方法には，医療機器の専門家である臨床工学技士が保守・点検を担当することや，中央管理することでPCAポンプを有効に利用できるという利点がある．実際の運用法は，使用依頼を中央部

門へ提出するとPCAポンプが届けられ，使用後は中央部門へ返却するもので，人工呼吸器や輸液ポンプの貸し出しと変わりはない。

D PCAに使用する消耗品の管理

PCAポンプの専用回路の管理は，手術室や病棟などの院内の一部署で請求，管理する方法と，中央部門で一括して管理する方法に分けられる。術後鎮痛のみにPCAを用いるのであれば，手術室で管理するだけでもよい。しかし，さまざまな疼痛管理にPCAを用いること，各部署から請求すること，余剰在庫を少なくすることからは，後者のほうがよい。

おわりに

PCAによる疼痛管理を日常的に行うために重要なポイントについて述べた。PCAは優れた鎮痛法であり，今後普及していくことは間違いないであろう。しかし，各医療スタッフの理解や協力，患者の理解なしでは，PCAによる疼痛管理は成功しない。疼痛管理の専門家である麻酔科医は，このことを心に留めて，各医療スタッフとの連絡や継続的な教育，患者の指導に携わらなくてはいけない。

疼痛管理において今後必要なことは，麻酔科医だけでなく，各医療スタッフがそれぞれの専門知識をもって，チーム医療として患者を診ること，24時間体制で疼痛に対処できることである。特に今後は，海外における「急性疼痛管理チーム」のような医療チームを構成することや，急性痛の管理に精通した医師や疼痛緩和専門看護師を育成することが必要であると思われる。そうすることで，PCAの利点はさらに活かされ，疼痛管理も向上していくと確信している。

◆◇◆◇◆◇◆　参考文献　◆◇◆◇◆◇◆

1) Austin KL, Stapleton JV, Mather LE. Relationship between blood meperidine concentrations and analgesic response: a preliminary report. Anesthesiology 1980; 53 : 460-6.
2) 光畑裕正，清水禮壽．術後鎮痛法としてのpatient-controlled analgesia．壇健二郎監修，花岡一雄，百瀬　隆編．術後痛．第1版．東京：克誠堂出版；1993．p.66-88.
3) Subhedar DV, Malik V, Rudz D. Handbook of patient-controlled analgesia. Boston : Butterworth-Heinemann；1997.
4) Gourlay GK, Kowalski SR, Plummer JL, et al. Fentanyl blood concentration-analgesic response relationship in the treatment of postoperative pain. Anesth Analg 1988；67：329-37.
5) Woodhouse A, Mather LE. The minimum effective concentration of opioids：a revisitation with patient-controlled analgesia fentanyl. Reg Anesth Pain Med 2000；25：259-67.
6) 近藤陽一．PCAって知っていますか？　—患者管理鎮痛法の実際—．医学のあゆみ2000；195：686-8.

7) 井上荘一郎，川上賢幸，平林由広ほか．ブプレノルフィンおよびドロペリドールを用いた患者管理鎮痛法における補助鎮痛薬の効果．ペインクリニック 2001；22：801-6.
8) Komatsu H, Matsumoto S, Mitsuhata H. Comparison of patient-controlled epidural analgesia with and without night-time infusion following gastrectomy. Br J Anaesth 2001；87: 633-5.
9) 井上荘一郎，光畑裕正，平林由広ほか．患者管理無痛法（PCA）に用いる機器の比較．麻酔 1999；48：682-6.
10) 井上荘一郎，瀬尾憲正．Patient-controlled analgesia（PCA）機器―機械式ポンプとディスポーザブル式ポンプの比較―．医科器械学 2002；72：698-702.
11) 井上荘一郎，佐藤正章，鈴木英雄ほか．看護スタッフに対する術後鎮痛およびpatient-controlled analgesiaに関するアンケート調査．麻酔 2001；50：1139-43.
12) Practice guidelines for acute pain management in the perioperative setting. A report by the American Society of Anesthesiologists Task Force on Pain Management, Acute Pain Section. Anesthesiology 1995；82：1071-81.
13) Pybus DA, Torda TA. Dose-effect relationships of extradural morphine. Br J Anaesth 1982；54：1259-62.
14) Apfel CC, Laara E, Koivuranta M, et al. A simplified risk scores for predicting postoperative nause and vomiting. Conclusions from cross-validations between two centers. Anesthesiology 1999；91：693-700.
15) 財団法人麻薬・覚せい剤乱用防止センター．医療機関・薬局における麻薬・向精神薬の取扱いについて．2001．p.63-152.
16) 東京都健康局食品医薬品安全部薬務課．麻薬取扱いの手引き（病院・診療所用）平成14年7月改訂．http：//www.kenkou.metro.tokyo.jp/ yakumu/mayaku/hpmayaku/ tebiki.pdf

（井上荘一郎）

第4章
術後痛1（静脈内PCA）

はじめに

　近年，術後痛をはじめとする急性痛に大きな関心がもたれるようになり，欧米では急性痛の除去は患者の当然の権利として要求されるようになっている．わが国でも，急性痛に対する関心が麻酔科医を中心に急速に高まってきており，その管理にはさまざまな方法が用いられている．薬剤としてはオピオイドが最もよく使用され，非ステロイド性抗炎症薬（NSAIDs）が併用薬として用いられる．その投与経路に関してもさまざまな経路が考えられるが，わが国では，筋注や坐剤を中心とした疼痛管理から硬膜外鎮痛法が術後痛管理の主役となっている．諸外国では静脈内オピオイド投与による疼痛管理が発展し，豊富な使用経験から安全な投与経路として評価されている．わが国でも最近になってオピオイド静脈内PCAとしてオピオイド投与が評価され，その使用が広がっている．

　本章では，実際の臨床の場における静脈内PCAについて，術後痛およびペインクリニック領域における鎮痛法としての実例を示しながら，われわれの施設で行われている方法を紹介する．

1. 静脈内PCA

A 静脈内PCAの現状

　オピオイド静脈内PCAは，欧米では疼痛管理の標準的な手技となり，多くの患者がその恩恵を享受している．しかし，わが国では一部の施設を除いてまだ普及しているとは言いがたい．近年，急性疼痛管理の重要性が認識されはじめ，そのなかで硬膜外鎮痛法は体動時や咳嗽時に十分な鎮痛を得ることが可能であることから急速に普及し，急性痛管理の質を明らか

に向上させた。しかし硬膜外鎮痛法に固執しすぎているという反省も聞かれる。凝固能異常や出血傾向が疑われる患者への使用やカテーテル挿入に難渋する場合は，逆に苦痛を与えてしまうなどの問題が生じている。異なるアプローチで有効な疼痛管理法を模索している麻酔科医は多いと思われる。鎮痛の質が高く患者満足度も高いオピオイド静脈内PCAはその期待に答えうる方法であり[1]，まず麻酔科医がPCAに慣れ親しんでその良さを認識することが普及の鍵を握っているといえる[2]。

B 静脈内PCAの特徴

患者間はもとより患者内においてもオピオイドに対する反応性が多様なことに注目する必要がある。たとえば術後鎮痛に必要なオピオイドの量は患者間で10倍程度の差があるといわれる。また術後の時間経過でオピオイドの要求量は減少するが，清拭や咳などによる一過性の痛みの増強や日内変動で要求量は増減する。さらにオピオイドの用量-反応曲線は急峻なS字を描くため，有効血中濃度の幅は狭く，少量のオピオイド投与で鎮痛効果が得られる反面，血中濃度が高くなりすぎると副作用が発生する。これらの反応の多様性と有効血中濃度の幅が狭いことが，オピオイド必要量の推定を困難にしている。

静脈内PCAはオピオイドの血中濃度が最小有効血中濃度（MEAC）を下回り痛みが出てきたときに，患者がボタンを押してMEACを超えるレベルに血中濃度を回復させるものである[3]。必要な最小量だけ投与されるため，総投与量が少なく合併症も減少する，鎮痛効果が得られるまでの時間も短縮されるので，患者満足度も高まる。PCAに対するmeta-analysisによる評価では，伝統的な鎮痛法と比べて，鎮痛薬の総投与量や在院日数には有意差が認められないが，鎮痛効果の改善や肺合併症のリスク軽減と患者の満足度増加が報告されている[4]。また高齢者におけるオピオイド筋注との比較においても鎮痛改善，術後せん妄および重症呼吸器合併症が減少することが報告されている[5]。過密な医療・看護業務から鎮痛処置の時間が軽減されるため，医療従事者にもメリットが大きいと思われる。

2. 静脈内PCAの実際

A 使用鎮痛薬（オピオイド）の選択（表1）[6]

静脈内PCAに使用する理想的なオピオイドの条件は，作用発現が早く，中等度の作用時間（30〜60分）と強力な鎮痛効果を有することである。副作用が少なく依存性が最小のものが適当である。シーリング効果がみられるすべての拮抗性鎮痛薬，極端に作用時間が短いアルフェンタニルや極端に長いブプレノルフィンは推奨されない。第一選択としてモルヒネを用

表1　PCAによる静脈内オピオイド投与の指針

薬剤（濃度）	1回投与量（mg）	ロックアウト時間（分）
モルヒネ（1 mg·ml^{-1}）	0.5～2.5	5～10
ペチジン（10 mg·ml^{-1}）	5～25	5～10
フェンタニル（0.01 mg·ml^{-1}）	0.010～0.020	3～10
ペンタゾシン（10 mg·ml^{-1}）	5～30	5～15
ブプレノルフィン（0.03 mg·ml^{-1}）	0.03～0.1	8～20

いるが，気管支喘息患者やモルヒネ不耐症などモルヒネを用いることができない患者では，フェンタニルまたはペチジンを用いる。

B　PCAポンプ

1）機器の選択

当初は患者のベッドサイドに待機した看護師が患者の要求に応じて少量の鎮痛薬を静脈注射するintravenous demand analgesiaから始まった[7]が，術後の痛みや癌の痛みなどに対して，患者の要求に応じて適量の鎮痛薬，主としてオピオイドをただちに投与して鎮痛を図るシステムとして確立され，患者がボタンを押すとあらかじめ設定しておいた量のオピオイドが注入される。ロックアウト時間や設定時間内投与量などの細かな設定が可能なマイクロプロセッサ制御の電動式PCAポンプと，一定時間内の注入量だけを規定した簡単なディスポーザブルインフュージョンポンプが使用されている。

ディスポーザブルインフュージョンポンプは，駆動音がなく患者の睡眠を妨げない，電池切れの心配がない，軽量で携帯に便利などの利点はあるが，アラーム機能がない，記録が残らない，設定条件が固定されるなどの問題があり，患者の状態に応じた細かい調節が難しい。

現在使用されている電動式PCAポンプは，小型・軽量化されて携帯にも支障が少なく，乾電池で長時間の使用が可能である。十分な記憶容量をもつ機器の開発で，ポンプ稼動状況やアラーム状況が記録され，その情報は液晶画面に表示される。ポンプの改良と数多くの臨床使用経験から有効性や安全性が高まり，American Society of Anesthesiologists（ASA）は術後痛管理法のひとつとして推奨している[8]。

2）PCAポンプの設定（表2）

(a) ローディングドーズ（loading dose）（図1）

オピオイド静脈内PCAでは，まずオピオイドの有効血中濃度が達成されるような初回量を投与し，治療が必要とされる限りこの濃度を維持することが基本である。オピオイドの有効血中濃度は各個人により大きく異なり，また痛みの程度によっても異なる。したがって，最初に患者が十分な鎮痛が得られるまでモルヒネ1～4 mg（ペチジンでは10～40 mg）を3分ごとに投与するローディングドーズは，非常に重要な意味をもつ。麻酔覚醒時に痛みを訴え

表2　静脈内PCA設定例

- ローディングドーズ（図1）：
  モルヒネ 1 mg を 3 分ごとに痛みがなくなるまで投与
- 持続注入：ルーチンでは使用しない
- 1 回投与量：モルヒネ 1 mg
- ロックアウト時間：モルヒネ 10 分
- 設定時間内投与量制限：
  1 時間 5 回まであるいは 4 時間内最大モルヒネ投与量 20 mg

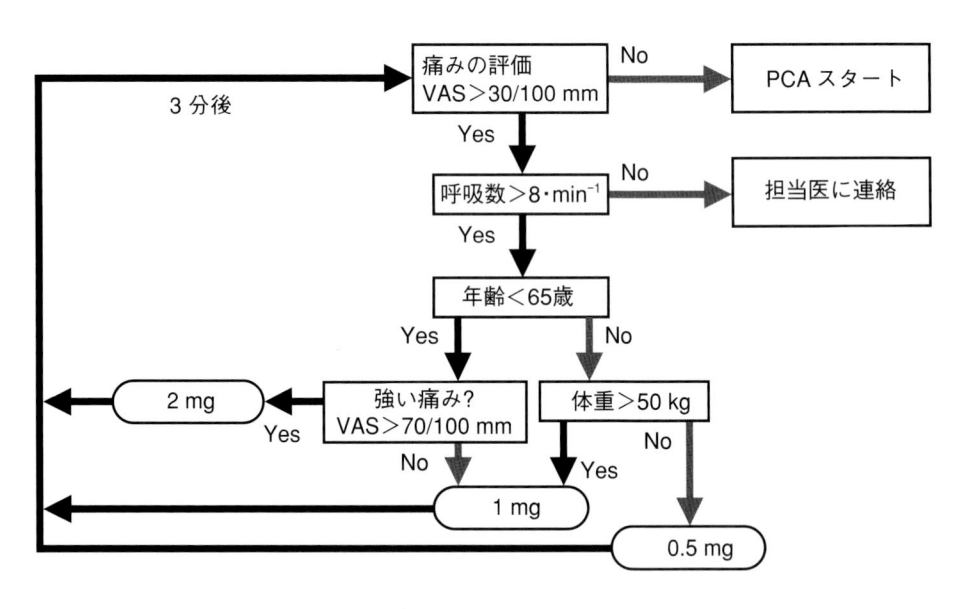

図1　ローディング手順のフローチャート

る患者が多いが，覚醒前にローディングドーズを投与すべきかについての結論はでていない。

(b) 持続注入（background infusion）

有効濃度の維持は，持続注入もしくは追加投与で可能であるが，持続注入は呼吸抑制など致命的な副作用の危険性があることを多くの報告が指摘している。理論的には持続注入を併用するとボーラス投与回数が少なくなり，睡眠が障害されずによりよい疼痛管理ができる。モルヒネ静脈内PCAと伝統的な静注や筋注との鎮痛効果と安全性を比較したmeta-analysisでは，持続注入を併用していたのは22論文中 1 例のみであった[1]。またPCAについて書かれた最近の総説[9]では，持続注入は呼吸抑制をはじめとした合併症の頻度を増加させるので，ルーチンの使用は勧めていない。ただし，侵襲が大きく強い痛みが予測される場合，ICUなどで投与中の綿密な管理が可能な場合，癌性疼痛などでオピオイドに対し耐性がある場合などでは，使用する意義はあると思われる。

(c) 1回投与量（bolus dose）

ボーラス投与の目的は，MEACからわずかに低下した血中濃度を，副作用が顕著にならない程度にMEACを超えるレベルに戻すことである。以前は少ない用量でも回数を押すことで最終的に十分な鎮痛効果が得られるとされ，1回投与量も少量に設定されることが多かった。しかしPCA成功の鍵は，患者が必要を感じてボタンを押したときに十分な効果を実感できるかどうかにかかっており，また患者は痛みがとれれば不必要な追加投与をしないこともわかってきた。モルヒネの場合は0.5〜2.5 mg（ペチジンでは5〜10 mg）が選択されることが多く，1 mgが最もよく用いられる用量である[1,10]。

(d) ロックアウト時間（lockout time）

一度ボーラス投与した後，次のボーラス投与が可能となるまでの時間（ロックアウト時間）を設定する。ボーラス投与されたオピオイドの最大効果が発現する前に患者が追加投与することを防止するためのものであり，使用薬，患者の状態により変更する必要がある。モルヒネ静注の場合，ローディングドーズで十分な鎮痛が得られていれば，5〜10分程度が適当とされる。モルヒネ静脈内PCAの鎮痛効果と安全性を比較したmeta-analysis[1]では，22論文中9論文が10分に設定していた。

(e) 設定時間内投与量制限

最近のPCAポンプは，ロックアウト時間のほかに1時間当たりの有効ボーラス投与回数，あるいは単位時間当たりの最大投与量を設定できるものが多い。この設定により一定時間内の薬剤総投与量に制限を加え，安全性を保ちながら，ロックアウト時間を短くして急激な痛みに対応することが可能となる。ロックアウト時間10分で，1時間5回までのボーラス許可，あるいは4時間内最大モルヒネ投与量20〜30 mg（ペチジンでは200〜300 mg）というように設定する。患者満足度が増すことが期待されるが，これらの制限機能が患者に与える恩恵についてはまだ証明がない。

C 併用薬

1）非ステロイド性抗炎症薬（NSAIDs）

酵素阻害によりプロスタグランジンの生成を抑え，末梢レベルで鎮痛作用を発揮する薬剤である。手術侵襲が小さく，体表など痛みが大きくない場合には，NSAIDsのみで十分対処できる。オピオイドのように耐性や身体的および精神的依存は発生しないが，その鎮痛作用にはシーリング効果がある。

術後鎮痛においては，痛みはまったく感じないが，表現しがたい苦痛を一昼夜訴える場合がある。発熱に対し使用されたNSAIDsがこの苦痛から患者を開放することをしばしば経験する。これは手術に伴う末梢の炎症反応によるものであり，その抑制にはNSAIDsが有効で

ある．オピオイド鎮痛薬の作用に相加的に働くと考えられており，PCAに併用すれば優れた鎮痛効果と麻薬消費量の減少効果により，副作用を減少させることが期待されるため，積極的に使用する．ただNSAIDsは消化管や腎，血小板に影響を及ぼすため，症例を選択することが大切である．整形外科の下腿手術術後では有効であるが[11]，腹部や婦人科の手術後の有効性は確立されていない[12]．

モルヒネのPCA中にジクロフェナクナトリウムを投与すると，モルヒネ代謝物であるM-6-Gの血中レベルが数時間高いレベルに維持されるという報告[11]があり，呼吸抑制などオピオイドの副作用に注意する必要がある．

2）麻薬拮抗薬

μ受容体拮抗薬のナロキソンとオピオイドを一緒に投与すると，鎮痛効果を高め耐性や副作用を抑える効果が知られる[12]．これは低濃度の拮抗薬がオピオイドの興奮作用を抑えるためと説明されているが，効果を否定するものもある．

3）ケタミン

上腹部手術後の鎮痛目的で静脈内モルヒネPCAに少量のケタミンを添加することが試みられているが，鎮痛効果，安静時・動作時のペインスコア，オピオイド必要量，副作用の点で有効性が証明されていない[13]．

4）ドロペリドール

オピオイドの副作用である嘔気・嘔吐の予防措置として，PCA溶液に直接ドロペリドールを混注する方法が行われる．しかしドロペリドールは作用時間が長く，単独投与で十分な効果が得られる．持続投与は嘔気・嘔吐に対して有効ではあるが，鎮静が増強されることおよび錐体外路症状が問題となることから，勧められないという意見もある[14]．

D 副作用（表3）

オピオイドの副作用としては鎮静，呼吸抑制，嘔気・嘔吐，掻痒感や尿閉などがある．致死的な呼吸抑制の症例報告もみられるが，静脈内PCAにおける発生頻度は0.5％程度といわれる[15]．また静脈内PCA中に心筋梗塞や肺塞栓の症状を隠した症例の報告[16]や術後イレウスのリスクが増加するとの報告[17]もみられる．

1）鎮静

PCAのボーラス量や時間投与量制限が適正であるかぎり，過鎮静は起こらない．この点がこれまでの筋注や持続静注に対するPCAの最大の利点である．

2）呼吸抑制

生命にかかわる合併症であるため，呼吸回数のチ

表3 モルヒネ静脈内PCAの副作用

鎮静・意識レベル低下
呼吸回数減少
嘔気・嘔吐
尿閉
掻痒感
イレウス・便秘

ェックは常に必要である。オピオイド静脈内 PCA 使用中は，病棟には必ずナロキソンを準備し，呼吸回数が成人で 8 回・min^{-1} を切れば担当医に連絡するよう指示しておく。

3）消化管運動

術後は疼痛と交感神経緊張状態により消化管の運動は低下する。局所麻酔薬による硬膜外麻酔は，侵害性の求心線維と交感神経遠心線維をブロックし，腸管運動を改善する。オピオイドは胃内容の排出を抑制するため，同様な鎮痛必要量で比較すると，全身投与において硬膜外投与よりも腸管機能の回復に時間がかかる。最近，末梢性，特に消化管のオピオイドレセプタに選択的に作用する阻害薬が開発され，術後イレウスに効果を発揮することが期待される[18]。

4）嘔気・嘔吐

延髄の嘔吐中枢と chemoreceptor trigger zone において一定以上のオピオイド濃度となると，嘔気または嘔吐を引き起こす。メトクロプラミド，ドロペリドール，オンダンセトロンが有効な薬物として使用される。低用量の拮抗薬が有効であるとの報告[12]があり，治療に抵抗する嘔気に対しては，0.04〜0.1 mg の少量のナロキソンを静注または 0.25 μg・kg^{-1}・hr^{-1} 持続静注するのがよいとされる。

5）掻痒感

よくみられる，やっかいな副作用である。ヒスタミン遊離がいくらかは関与しているが，原因ははっきりしていない。非常に少量のモルヒネで，しかも投与後時間がたってから起こることより，中枢性の作用が考えられている。まず抗ヒスタミン薬のジフェンヒドラミンを投与し，それでも治まらなければナロキソンを少量から投与あるいは持続静注する。

6）尿閉

術後にはオピオイドのみならず，疼痛，鎮静，抗コリン薬の使用，臥位など尿閉を引き起こしやすい要因が存在する。モルヒネを硬膜外投与した場合のほうが，静注や筋注と比べて尿閉の発生率が高いと報告されているが，オピオイド静脈内 PCA においても，尿道カテーテルを使用していない場合は頻繁なチェックが必要である。

3. 実際の投与例

A 術後痛

1）生体肝移植術後（図 2）

原発性胆汁性肝硬変症で生体肝移植術を受けた 48 歳の女性での使用例である。術中はフェンタニル持続投与（総量 2.5 mg）を行い，術後より ICU にてモルヒネ持続 1 mg・hr^{-1}，ボーラス 1 回 1 mg，ロックアウト時間 15 分，制限は 1 時間 3 回投与までの設定で静脈内 PCA を

	ICU 入室	気管チューブ抜管			ICU 退室

モルヒネ静脈内 PCA 設定　ボーラス：1 回 1 mg／ロックアウト：15 分／投与制限：1 時間 3 回まで

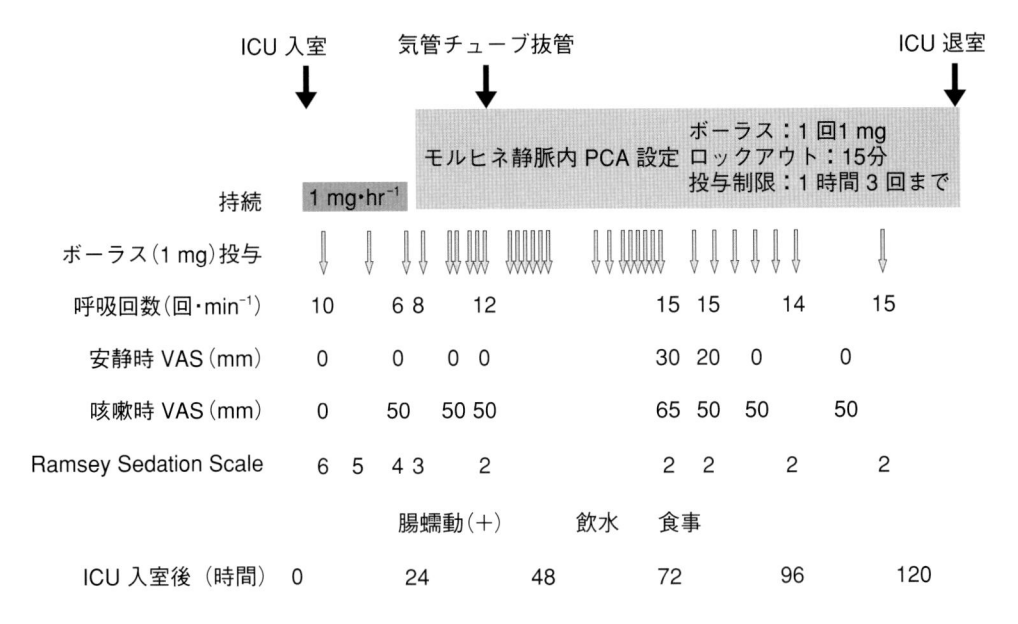

持続　1 mg・hr^{-1}

項目	0	24	48	72	96	120
ボーラス (1 mg) 投与						
呼吸回数 (回・min^{-1})	10	6 8	12	15 15	14	15
安静時 VAS (mm)	0	0	0 0	30 20	0	0
咳嗽時 VAS (mm)	0	50	50 50	65 50	50	50
Ramsey Sedation Scale	6	5 4 3	2	2 2	2	2
		腸蠕動 (+)	飲水	食事		
ICU 入室後（時間）	0	24	48	72	96	120

図 2　症例 1　48 歳，女性，原発性胆汁性肝硬変，生体肝移植術後

開始した．安静時疼痛なく，呼びかけにすぐ反応する良好な鎮静状態であったが，呼吸回数 5〜6 回・min^{-1} と少なく，手術終了 20 時間後持続投与を中止し，ボーラス投与のみとした．中止約 4 時間後より呼吸回数 12〜15 回・min^{-1} となり，術後 33 時間で気管チューブを抜管した．抜管直後も体位変換時痛，咳嗽時痛は VAS 50/100 と認められたが，安静時痛はなく，意識清明で，嘔気，掻痒感などの副作用もみられなかった．5 日間使用し，最初の 24 時間は 22 mg（持続＋ボーラス 2 回），次の 24 時間は 13 mg（13 回），その後 8 mg，5 mg，2 mg のモルヒネ使用量であった．

2）上腹部手術術後（図 3）

慢性腎不全にて死体腎移植術を受けた 38 歳の男性患者での使用例である．PCA 設定は，持続投与は使用せず，ボーラスモルヒネ 1 回 1 mg，ロックアウト時間 15 分，制限は 1 時間 3 回投与までとした．術後 96 時間使用し，モルヒネ総量 31 mg であった．4 時間ごとの PCA ボタンを押した回数と有効投与回数を**図 3**に示すが，術後 20 時間あたりでボタンを押した回数が多く，無効投与も多くなっている．術後疼痛評価を確実に行い，設定の変更が必要であったと思われる．嘔気などの副作用はなく，腸管ガス排出は 81 時間後であった．

B　ペインクリニック：癌性疼痛（図 4）

ホジキン病による頸部腫瘤のための右上肢痛に対し疼痛治療を行った 17 歳の男性症例である．入院前 MS コンチン 30 mg 分 3，デュロテップパッチ 2.5 mg・3 day^{-1} で疼痛コントロール

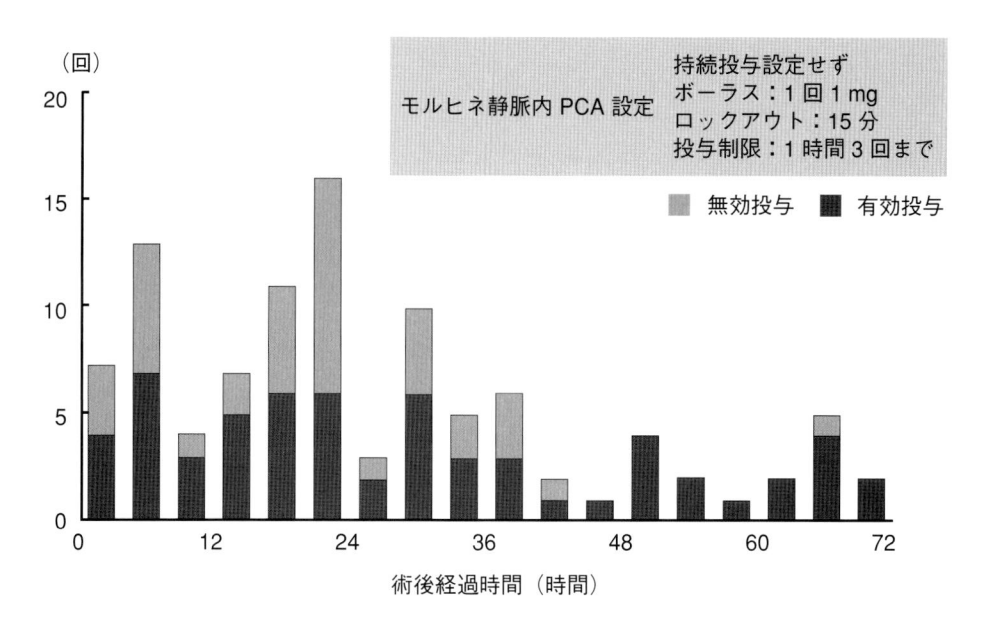

図3 症例2 38歳，男性，慢性腎不全，死体腎移植術後

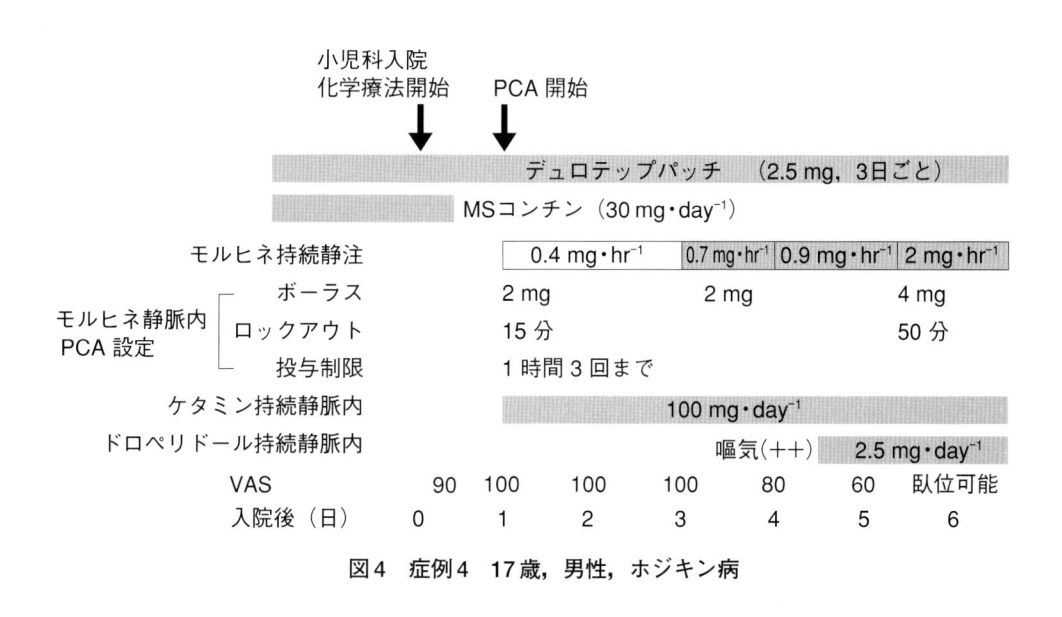

図4 症例4 17歳，男性，ホジキン病

されていた。化学療法と痛みのため経口摂取不可となり，MSコンチン内服不可となったため，入院翌日モルヒネ 10 mg・day^{-1} で持続静注を開始した。さらに，入院2日目 VAS 100 と疼痛増強したため，持続静注は一時中止し，ボーラス 2 mg，ロックアウト時間 15 分，制限は 1 時間 3 回投与までの設定で PCA を開始した。また 100 mg・day^{-1} でケタミンの持続静注を併用した。前日の PCA 使用量を参考に，連日疼痛と副作用の評価を細かく行い，モルヒネ持続注

入を 0.7，0.9 ml·hr^{-1} と増量していった．入院4日目に嘔気強くなり，ドロペリドールを 2.5 mg·day^{-1} で併用開始した．十分な鎮痛感を得るためにボーラスを増量し 4 mg としたところ，VAS 60 となり臥位可能なまでに疼痛は軽減した．

4. ペインサービス

　疼痛管理中にはその評価のためのラウンドは欠かせない．患者の安全確保はもとより，評価を常に患者にフィードバックすることが重要である．なぜなら痛みは主観であり，患者個人によって疼痛処置の評価はまったく異なるためである．

A　評価（表4）

　PCA の効果を確実にするためには痛みの正しい評価が必要あり，visual analogue scale（VAS）が広く用いられている．また，PCA のボーラス投与の回数もよい指標となるため，ラウンド時に無効回数とともに確認する必要がある．患者による主観的な評価に客観的な評価を加えるために，安静時のみではなく，体動時・咳嗽時・歩行時といった重要な機能への痛みの影響を評価することが必要である．疼痛管理に対する満足度や他の鎮痛薬の欲求度および使用量も効果の評価の重要な要素である．

表4　チェック事項

1) 投与量が適切かどうか
　　PCA 効果の評価
　　　・VAS による鎮痛効果
　　　・過去8時間の総投与量
　　　・追加鎮痛薬
　　バイタルサインのチェックと記録
　　　・副作用
　　　・その治療
2) 合併症に対するモニター装着
　　パルスオキシメータ
　　呼気終末炭酸ガス分圧
3) 静脈路のチェック
　　PCA 専用ルートを確保するのが望ましい
4) 必要であれば PCA についてさらに患者に説明

B ペインサービスチーム

欧米ではAPS（acute pain service）ないしPAS（postoperative analgesia service）と呼ばれるチームによる急性疼痛管理が行われているが，わが国ではマンパワーの問題から，十分な運用ができている施設はまだ少ない。われわれの施設ではPOPS（postoperative pain service）と称して，術後痛の管理を試みている[19]。

その基本的な考え方としては，①安全を最優先する，②急性期の疼痛管理に限る，③手術の種類により異なる，④病棟管理を基本とする，ということである。またPOPSは患者を中心に，麻酔科医，外科医，看護師と多くの医療スタッフが別個に関与するため，できるだけその管理はマニュアル化し，誰もがすぐに理解できるようしている。われわれのPOPSマニュアルのなかでは，硬膜外鎮痛法を第一選択とし，この方法が選択できない場合に，モルヒネ静脈内PCAを選択することになっている。

5. 患者教育と症例の選択

病棟で効果的な疼痛管理を行うには，外科医・病棟看護師への啓蒙は言うに及ばず，患者教育も不可欠な要素である。

疼痛処置を患者にゆだねるにはいくつかの問題がある。麻薬中毒や過剰投与による薬の副作用を心配して，患者がボタンを押すのを我慢するような状況が予想される。術前のPCAに関する説明や全体の情報量の違いで，鎮痛効果や副作用，回復時間などに有意な差はなかったとする報告[20]がある。ただ，PCAの使い方がわからなければ十分な鎮痛効果は得られず，やはり簡単な術前説明は必要であると思われる。小児は7歳以上であればうまく行えるといわれ[21]，また70歳を超える高齢者では術後の精神昏迷で成功しないことがあり，症例選択も重要となる。自分で注入することに抵抗が強い場合は，PCAにこだわらずnurse-controlled analgesiaも選択される。

おわりに

急性疼痛管理は今や麻酔科の大きな一分野であり，それに積極的に関与することで外科手術患者のmorbidity, mortalityのみならずquality of lifeを大きく改善することが可能となる。そのなかでオピオイド静脈内PCAは重要な手段のひとつであり，特に開胸・開腹・虚血痛などで硬膜外鎮痛法が禁忌となる症例では必須の方法であり，疼痛管理に携わるものが必ず習得しておくべき方法である。オピオイド静脈内PCAおよび硬膜外鎮痛法による疼痛管理のおのおのの欠点，利点を十分に理解し，個々の患者に合わせた管理を常に意識する必要がある。

◆◇◆◇◆◇◆　参考文献　◆◇◆◇◆◇◆

1) Walder B, Schafer M, Henzi I, et al. Efficacy and safety of patient-controlled opioid analgesia for acute postoperative pain. A quantitative systematic review. Acta Anaesthesiol Scand 2001；45：795-804.
2) 森田　潔，佐藤健治．PCA（Patient-Controlled Analgesia）；患者自己調節鎮痛法．臨床麻酔 2002；26：1631-7.
3) Ferrante FM, Orav EJ, Rocco AG, et al. A statistical model for pain in patient-controlled analgesia and conventional intramuscular opioid regimens. Anesth Analg 1988；67：457-61.
4) Ballantyne JC, Carr DB, Chalmers TC, et al. Postoperative patient-controlled analgesia : meta-analyses of initial randomized control trials. J Clin Anesth 1993；5：182-93.
5) Egbert AM, Parks LH, Short LM, et al. Randomized trial of postoperative patient-controlled analgesia vs intramuscular narcotics in frail elderly men．Arch Intern Med 1990；150：1897-903.
6) Task force on Acute Pain, International Associate for the Study of Pain. Management of acute pain. In : Ready LB, Edwards WT, editor. A practical guide. Seatle : IASP；1992. p.17.
7) Sechzer P. Objective measurement of pain. Anesthesiology 1968；29：209-10.
8) Practice guidelines for acute pain management in the perioperative setting. A report by the American Society of Anesthesiologists Task Force on Pain Management, Acute Pain Section. Anesthesiology 1995；82：1071-81.
9) Etches RC．Patient-controlled analgesia．Surg Clin North Am 1999；79：297-312.
10) Owen H, Plummer JL, Armstrong, I. Variables of patient-controlled analgesia. 1. Bolus size. Anaesthesia 1989；44：7-10.
11) Tighe KE, Webb AM, Hobbs GJ. Persistently high plasma morphine-6-glucuronide levels despite decreased hourly patient-controlled analgesia morphine use after single-dose diclofenac: potential for opioid-related toxicity. Anesth Analg 1999；88：1137-42.
12) Gan TJ, Ginsberg B, Glass PS. Opioid-sparing effects of a low-dose infusion of naloxone in the patient-administered morphine sulfate. Anesthesiology 1997；87：1075-81.
13) Reeves M, Lindholm DE, Myles PS, et al. Adding ketamine to morphine for patient-controlled analgesia after major abdominal surgery : a double-blinded, randomized controlled trial. Anesth Analg 2001；93：116-20.
14) Gan TJ, Alexander R, Fennelly M. Comparison of different methods of administering　droperidol in patient-controlled analgesia in the prevention of postoperative nausea and vomiting. Anesth Analg 1995；80：81-5.
15) Fleming BM, Coombs DW. A survey of complications documented in a quality-controlled analysis of patient-controlled analgesia in the postoperative patient. J Pain Symptom Manage 1992；7：463-9.
16) Meyer GS, Eagle KA. Patient-controlled analgesia masking pulmonary embolus in a postoperative patient. Crit Care Med 1992；20：1619-21.
17) Petros JG, Realica R, Ahmad S. Patient-controlled analgesia and prolonged ileus after uncomplicated colectomy. Am J Surg 1995；170：371-4.
18) Akiko T, Neeru S, Raom S. Selective postoperative inhibition of gastrointestinal opioid receptors. N Engl J Med 2001；345：935-40.
19) 森田　潔，中塚秀輝，金城　実ほか．Postoperative Pain Service（POPS）マニュアル．麻酔と蘇生 1996；32：239-43.
20) Lam KK, Chan MT, Chen PP, Kee WD．Structured preoperative patient education for patient-controlled analgesia. J Clin Anesth 2001；13：465-9.
21) Berde CB, Lehn BM, Yee JD, et al. Patient-controlled analgesia in children and adolescents : a randomized, prospective comparison with intramuscular administration of morphine for postoperative analgesia. J Pediatr 1991；118：460-6.

（中塚　秀輝，佐藤　健治，森田　潔）

第 5 章
術後痛 2（硬膜外 PCA：PCEA）

1. 術後痛の特徴

　外科手術は人為的に侵襲を加える行為であり，それによって生じる疼痛は人体にとって有害である。疼痛によって生じる影響は，呼吸機能低下，腸管蠕動の低下，カテコラミンの分泌による心負荷の増大，離床の遅れによる深部静脈血栓症のリスクの増大，睡眠障害，精神的ストレスの増大，などがあげられるが，適切な鎮痛法が施行されることにより，これらのリスクを軽減することができる。

　術後痛は短期間のうちにさまざまな要因で変化することが特徴であり，要因としては次のようなものがあげられる。

　(1) 手術部位：四肢の骨や関節の手術に比較すると，開腹術や開胸術は疼痛が強いと考えられている。

　(2) 疾患：開腹手術でも，潰瘍性大腸炎のように慢性に経過する疾患では，鎮痛薬の使用量が多く，疼痛管理の期間も長期に及ぶ[1]。

　(3) 時間経過：創部の疼痛は手術直後から 24 時間の間に最も強く，通常は時間の経過とともに軽減する。

　(4) 性差：オピオイドに対する反応には性差があることが，動物実験やヒトに関する研究で報告されている。Sarton ら[2]は女性のほうがモルヒネは効きやすいが，作用発現は遅く，長時間にわたり作用するとしている。また，術後痛管理に関する 18 の研究のうち，PCA を使用したオピオイドの使用量は，10 の研究において男性の使用量が多く，他の 8 つの研究では有意差はなかったとの報告がある[3]。

　(5) 術後離床プログラム：術式によって異なるが，多くの場合，早期離床のためのプログラムが組まれている。安静時と比較すると体動時の疼痛は強い。

　このように変動が大きい疼痛に対して，同じ量の鎮痛薬を同じ設定で一定期間使用し続け

ることでは，質の良い鎮痛は得られない．術創部の状態や侵襲の程度，時間の経過，患者背景など，個々の条件に従って投与薬剤や投与量を使い分けて調節することが必要になる．

2. 硬膜外鎮痛法

A 利点

硬膜外鎮痛法は硬膜外腔に薬液を投与し，神経根から脊髄への移行部で疼痛を遮断する方法であり，カテーテルを留置することにより，長時間にわたる持続的な薬液の投与が可能になる．

薬剤の投与経路としては，経口や経直腸，静注，皮下注などと比較すると侵襲的な方法であるが，リスクを上回る利点があると考えられていることから，術後痛管理として広く普及している．

硬膜外鎮痛法の利点については，これまで多くのRCT（randomized controlled trial）研究がなされてきた．開腹術後のモルヒネの全身投与との比較研究では，安静時，体動時ともに硬膜外鎮痛法の鎮痛効果が優れており，倦怠感も少ない[4]．また，オピオイドの全身投与と比較すると，呼吸機能の低下が少ない[5]．局所麻酔薬とオピオイドの混合液の投与の場合，局所麻酔薬の交感神経遮断効果により，消化管蠕動の回復が早い[6]．オピオイドの全身投与との比較では，フェンタニル単独投与で硬膜外PCA（PCEA）と静脈内PCAを比較した研究では，安静時，体動時ともにPCEAで低いVAS（visual analogue scale）で経過し，必要としたフェンタニルはPCEAで半分であった[7]．静注や皮下注と比較するとオピオイドの量を減量できるため，オピオイドの副作用を抑えることができ，また局所麻酔薬を加えることができるために，安静時のみならず体動時痛の鎮痛効果にも優れているといえる．

B 硬膜外カテーテル留置部位

硬膜外鎮痛法では，カテーテルの留置部位と薬液投与速度を変えることによって，鎮痛の部位を限局させることができる．腰部硬膜外鎮痛法は下肢の手術や下腹部の開腹術，胸部硬膜外鎮痛法は上腹部開腹術，開胸術に多く使用されている．

外科的処置に際して硬膜外麻酔を施行する場合に目安となる知覚神経遮断レベルを**表1**に示す．

開腹手術後の疼痛管理において，オピオイドと局所麻酔薬の混合液を使用する場合の至適穿刺部位についてのRCT研究はないが，経験的に腰椎での硬膜外カテーテル挿入よりは胸椎での挿入が行われており，文献上も胸椎に挿入した研究が多い．胸椎レベルにカテーテルを

表1　外科的処置に必要な硬膜外麻酔による知覚神経遮断レベル

ブロックのレベル	外科的処置
T4-5（乳頭）	開胸術，上腹部手術
T6-8（剣状突起）	腸管，婦人科，泌尿器科手術
T10（臍）	経膀胱的前立腺摘出術
L1（鼠径部）	大腿部，下肢切断術
L2（膝およびそれ以下の下肢）	下腿以下の手術
S2-5（会陰部）	痔核根治術など

留置し，皮膚切開と一致して脂溶性のオピオイドと低濃度の局所麻酔薬を組み合わせて使用することにより，オピオイドの副作用を抑え，下肢の運動神経遮断も最小にすることが期待されている。

C　禁　忌

　血液凝固能に異常がある場合は禁忌となる。抗凝固療法施行中の患者など凝固能に問題がある患者に対する施行の可否は，われわれはAmerican Society of Regional Anesthesia and Pain Medicineの提唱をもとに当院で作成した施行基準（**表2，図1**）に従っている。血小板数の基準は10万・μl^{-1}以上と厳しいものとなっているが，硬膜外穿刺が施行できない場合には静脈内PCAなど他の方法を選択できるため，無理に施行していない。その他，穿刺部に感染がある場合，感染症に罹患している場合，循環血液量の不足，患者が拒否した場合も，禁忌となる。また，解剖学的に難しいと判断される場合も時間をかけてカテーテルを挿入することはせず，静注によるPCAに切り替えている。

表2　抗凝固療法施行中の患者に対する硬膜外穿刺

抗凝固療法	硬膜外穿刺，神経ブロックの適応	カテーテル抜去
NSAIDs/アスピリン/チクロピジン	薬剤中止の必要なし	薬剤中止の必要なし
ヘパリン皮下注 （持続，1回投与にかかわらず）	薬剤中止の必要なし	薬剤中止の必要なし カテーテル抜去 1 時間後に薬剤再投与
ヘパリン静注 （持続，1回投与にかかわらず）	中止 4 時間以降にブロック施行 ブロック 1 時間以降に再投与	中止後 4 時間以降に抜去 抜去後 1 時間以降に再投与
低分子ヘパリン	ブロック施行 12 時間以上前に中止 再開は穿刺 2 時間後	カテーテル抜去の 12 時間前に中止 再開は抜去 2 時間後
ワルファリン	3～5日前に中止 PT-INR>3 の場合ブロック不可 PT-INR>1.5 では24 時間神経学的所見をチェック	PT-INR>3 の場合は抜去不可 PT-INR>1.5 では24 時間神経学的所見をチェック

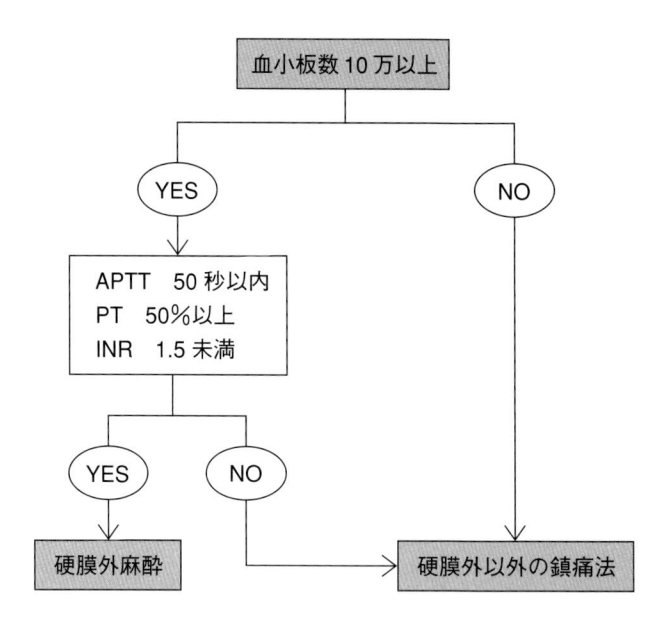

```
                    血小板数10万以上
                    ┌──────┴──────┐
                   YES           NO
                    │             │
          APTT  50秒以内           │
          PT    50%以上            │
          INR   1.5未満            │
           ┌────┴────┐            │
          YES       NO            │
           │         │            │
        硬膜外麻酔    └────────────┤
                              硬膜外以外の鎮痛法
```

図1　血小板数と神経ブロックの適応

D　薬剤の選択

硬膜外鎮痛法に用いられる薬剤は，オピオイドと局所麻酔薬である。

1）オピオイドの選択

硬膜外から投与できるオピオイドを**表3**にあげる。これらの薬剤のなかで，わが国でよく使用されているものはモルヒネとフェンタニルである。フェンタニルは脂溶性が高いため，硬膜外腔に投与されると迅速に硬膜を通過し，作用の発現が早い。しかし，モルヒネのように髄液中を広がることはないため，硬膜外カテーテルは目的とする麻酔域レベルに留置しておく必要がある。一方，モルヒネは親水性が高く，作用の発現は遅いものの長時間作用する。また，髄液内に長く留まって広がるため，硬膜外カテーテルの挿入位置が目的とする麻酔域から多少はずれていたとしても問題にならないと考えられてきた。しかし，ヒト健常人における研究では，モルヒネ5 mgをL3-4間から硬膜外に投与した場合，C線維によって伝達さ

表3　硬膜外に用いられるオピオイド

	モルヒネ	フェンタニル	ブプレノルフィン	スフェンタニル
力価*	1	10.7	10〜30	30
作用発現時間（分）	30〜60	5〜20	10〜30	5〜20
持続時間（時間）	8〜20	1.5〜3	6〜10	2〜4

*：対モルヒネ比
（竹田　清．2章 術後痛．柴田政彦，吉矢生人，真下　節編．痛みの臨床．東京：克誠堂出版；2000. p.60 より引用）

れる疼痛はすべての皮膚分節で抑えられるものの，Aδ線維に伝達される刺激は上部の分節で抑制されなかった[8]。このことから，モルヒネの広がりによって抑えられる疼痛刺激はC線維によって伝達される刺激に限られており，Aδ線維による刺激も抑えての鎮痛の質を考慮するならば，目的とする皮膚分節に近い部位にカテーテルを挿入し，局所麻酔薬を併用し，流量の調節によって薬液を広げることを考えなくてはならない。ただし，モルヒネは遅発性呼吸抑制を起こすことがあるため，胸部にカテーテルを留置してPCAとして使用する場合には注意深い観察が必要となる。当院では，作用発現が早いこと，かゆみが少ないこと，遅発性の呼吸抑制のリスクが少ないことから，フェンタニルを使用している。

2）局所麻酔薬の選択

開腹手術では局所麻酔薬単独でPCEAの薬剤として使用されることはあまりない。これは，局所麻酔薬単独で十分な鎮痛を得ようとした場合には，局所麻酔薬の濃度を上げる必要があり，運動神経ブロックや低血圧が起こりやすく，かえって歩行など離床の妨げになるからである。

オピオイドと併用して局所麻酔薬を硬膜外に持続投与する場合，短時間作用性のものを使用するのか，あるいは長時間作用性のものを使用するのかという問題がある。持続投与法はもともと短時間作用性の薬剤の有効濃度を保つために選択される投与法であるが，硬膜外鎮痛法では長時間作用性の局所麻酔薬の持続投与が広く行われている。これは，短時間作用性の局所麻酔薬ではタキフィラキシーが起こり，局所麻酔薬の効果が減弱することがあげられる。よく用いられる長時間作用性の局所麻酔薬はブピバカインであったが，最近はロピバカインの使用が増えている。

(a) ブピバカイン

ブピバカインは長時間作用性の局所麻酔薬であり，希釈することで運動神経ブロックを起こしにくくなると考えられていたことから，無痛分娩や術後痛で多く用いられてきた。しかし，血管内に誤って注入された場合に，その心毒性から蘇生不能であった症例の報告もあり，特に術中など一度に大量投与する場合には注意深いモニタリングが必要である。

(b) ロピバカイン

ロピバカインは長時間作用性の局所麻酔薬で，pKaは8.07，蛋白結合性は94％であるが，脂溶性はブピバカインよりも低い。代謝は肝のチトクロムP-450による。脂溶性がブピバカインよりも少ないため，理論的にはブピバカインよりも作用時間は短いはずであるが，皮下浸潤ではロピバカインのほうが作用時間は長い。また，硬膜外投与や末梢神経ブロックの場合，エピネフリンを添加しても，臨床的に有意な作用時間の延長は認められていない[9]。同じ長時間作用性のブピバカインと比較すると，中枢神経系，循環器系への安全性が高いことが利点である。

動物実験では，痙攣を起こすまでの安全域，心虚脱を起こし死に至るまでの安全域がブピ

バカインよりも広い[10,11]。ヒトにおける研究では，健常人に250 mg静注した場合，心拍数は上昇し，1回拍出量は減少するが，心拍出量は変わらない[12]。安全性に加えて，運動神経遮断の程度が軽度であることも術後痛に用いる場合の利点である。ロピバカインはAβ線維よりもAδ線維とC線維に選択的に作用するため[13]，運動神経遮断が少なく，術後の離床がよりスムーズに行える可能性がある。

健常人ボランティアに対してL2-3間から10 ml·hr^{-1}で硬膜外持続投与を行った研究で，0.1％，0.2％，0.3％のロピバカインと0.25％ブピバカインの運動神経遮断を比較しているが，0.1％ロピバカインでは軽度，0.2％および0.3％ロピバカインで中等度，0.25％ブピバカインで最も強い運動神経遮断を認めている。一方，知覚神経遮断は0.1％ロピバカインで最も少なく，単独で投与する場合は，0.2％を推奨している[14]。

開腹術におけるロピバカイン単独の硬膜外投与については，上腹部開腹手術でT6-9間から10 ml·hr^{-1}で，0.1％，0.2％，0.3％のロピバカインおよび生理食塩水を持続投与した研究では，ロピバカイン群で安静時，体動時痛ともに低く，特に0.2％と0.3％で疼痛は緩和されている[15]。しかし，この研究ではモルヒネの静脈内PCAを組み合わせて使用していること，0.2％と0.3％群では血圧低下が半数の患者に起こっていることから，局所麻酔薬単独での臨床使用は難しいといえる。同様に，下腹部開腹術後にT12-L1間からロピバカインを投与した研究でも，運動神経遮断と知覚神経遮断のバランスから，0.2％ロピバカインを推奨している[16]。しかし，この研究でもモルヒネを静脈内PCAで併用しており，また，硬膜外穿刺部位が腰椎に近いために，0.2％ロピバカインでも30％の患者に中等度の下肢脱力を生じている。

以上より，開腹術後の管理においては，局所麻酔薬単独よりは，オピオイドとの併用が望ましい。

3）局所麻酔薬とオピオイドの混合

Liuらの腸切除術後の研究によると，硬膜外モルヒネ，硬膜外ブピバカイン，硬膜外モルヒネ＋ブピバカイン，モルヒネ静脈内PCAで鎮痛効果，副作用，消化管運動を調べたところ，硬膜外鎮痛法は特に体動時痛の鎮痛に優れているが，ブピバカイン単独では血圧低下の副作用が強いため，鎮痛効果と副作用のバランスを考慮すると，モルヒネとブピバカインの混合が勧められるという結果であった[6]。上腹部開腹術後のモルヒネとロピバカインまたはブピバカインでの検討では，6 ml·hr^{-1}の持続投与のみではあるが，0.2％ロピバカインとモルヒネ6 mg·day^{-1}の組み合わせが鎮痛効果では優れていた。しかし，血圧低下が30％の頻度で起こっており，ロピバカインの濃度の減量が必要と考えられる[17]。一方，フェンタニルとロピバカイン混合液を使用する場合の至適濃度については，開腹術での0.2％ロピバカインとフェンタニル1 μg·ml^{-1}，2 μg·ml^{-1}，4 μg·ml^{-1}との混合液との比較検討で，0.2％ブピバカインと4 μg·ml^{-1}が至適との結果であった[18]。ただし，この研究では硬膜外PCAの流量を最大14 ml·hr^{-1}まで増量しているなど，わが国の現状には見合わないものであるため，今後の検討が

必要である。

3. 硬膜外 PCA の実際

A 処方例

当院ではフェンタニルとロピバカインを併用して投与している。高齢者ではオピオイドの必要量が少ないことから[19]、70歳以上ではフェンタニルを減量して投与している。以下に実際の投与例を示す。

1) 開腹手術（70歳未満）

フェンタニル	15 A（1,500 μg）
1％ロピバカイン	53 ml
ドロペリドール	2 ml
生理食塩水	265 ml
（総量 350 ml）	

（フェンタニル4.2 μg・ml^{-1}＋0.15％ロピバカインとなる）

持続投与量：5 ml・hr^{-1}、ボーラス：1回2 ml、ロックアウト時間：20分

2) 開腹手術（70歳以上）

フェンタニル	10 A（1,000 μg）
1％ロピバカイン	53 ml
ドロペリドール	2 ml
生理食塩水	275 ml
（総量 350 ml）	

（フェンタニル2.9 μg・ml^{-1}＋0.15％ロピバカインとなる）

持続投与量：5 ml・hr^{-1}、ボーラス：1回2 ml、ロックアウト時間：20分

この設定および薬液量では、ボーラスを使用しなかった際には72時間使用できるようになっているが、通常は上腹部の開腹術の場合、2日半程度で使い切る。詰め替えて継続する場合には、フェンタニルは保険適応上、術中使用しか認められていないため、フェンタニルをブプレノルフィンに変更して続行している。フェンタニルとブプレノルフィンを比較すると、フェンタニルのほうが鎮痛効果に優れているが、時間の経過につれて術後痛が軽減していることが多いため、臨床上問題はない。

3) 病棟で継続使用する際の処方例

ブプレノルフィン	1.2 mg
0.25％ブピバカイン	144 ml

ドロペリドール　　　　2 ml
　　　生理食塩水　　　　　198 ml
　　　（総量350 ml）
　　（ブプレノルフィン3.4 μg・ml^{-1}＋0.1％ブピバカインとなる）
持続投与量：5ml・hr^{-1}，ボーラス：1回2 ml，ロックアウト時間：20分
　院内の事情により，病棟ではロピバカインを取り寄せることができないためにブピバカインを使用しているが，ロピバカインでも差し支えない。

B　開胸手術

　当院では呼吸器外科の開胸手術の場合，術後の呼吸機能低下を防止するために，術中の輸液を5 ml・kg^{-1}・hr^{-1}程度にする傾向にあり，術後の低血圧の頻度が高いために，ロピバカインの濃度を0.1％として使用している。

C　整形外科

　人工股関節置換術や人工膝関節置換術では開腹手術と同様の薬剤および設定で開始するが，術翌日からは持続投与量を3 ml・hr^{-1}程度に減量して継続している。

D　PCEAで鎮痛が不十分な場合の対応

　麻酔覚醒時に鎮痛が不十分な場合には，帰室前に処置が必要である。局所麻酔薬＋フェンタニルの投与を受けている患者で鎮痛が不十分な場合，ボーラス投与の可否はカテーテルの位置，年齢，バイタルサインによって決定する。ボーラス投与は1回 2〜5 mlとし，鎮痛が得られるまで15分ごとに繰り返す。2〜3回施行しても鎮痛が得られない場合には，硬膜外カテーテルが硬膜外腔にないことを疑う。
　患者が局所麻酔薬＋モルヒネを投与されている場合，硬膜外での作用発現が遅い場合がある。カテーテルの位置や年齢を考慮して1回 5 mlを20分ごとに2〜3回繰り返す。何度もボーラスを投与する状況下では，持続投与量，ボーラス投与量の増量を考慮する。ただし，胸部硬膜外投与の場合には，持続6 ml・hr^{-1}，ボーラス1回3 ml以上にはしない。
　術後痛に対して0.2％以上の濃度のロピバカインは使用しないが，0.15％ロピバカイン5〜10 mlの投与でも鎮痛効果が得られない場合，1％リドカインを投与し，硬膜外カテーテルの位置が適切かどうかを確認する。カテーテルが適切な位置にないと判断された場合には，術後1〜2日以内であればカテーテルの再挿入を行うか，静脈内PCAに変更する。また，非ス

テロイド性抗炎症薬の投与も考慮する。ローディング中はPCA設定の変更は行わない。

4. 硬膜外カテーテルの管理

　硬膜外腔への薬剤の投与やカテーテルの留置により感染を起こした場合には，髄膜炎や硬膜外膿瘍を起こす可能性がある。術後痛に対する硬膜外鎮痛法での感染はまれで，頻度は1：1,930〜6,500と報告されている[20, 21]。感染はカテーテルを長期に留置した場合や患者側の要因（悪性疾患，糖尿病など）によってリスクが高くなる。術後においては2日間以内の留置では感染の報告はない。

　当院でのカテーテルの管理は，術後72時間は包帯交換はせず，72時間を超えて留置する場合に，カテーテル挿入部の観察をし，透明な保護テープに貼り替えて，以後は毎日挿入部位を観察することを義務づけている。また，1週間を超えての留置は原則として認めず，以後は静脈内PCAなどに適宜切り替えている。

5. 副作用対策

　PCAボタンを患者に手渡すからといって，医療者は病室を訪問する必要がなくなるわけではない。PCAを安全に使用するためには，副作用を早期に発見し，対処することが重要である。定期的に訪問して観察することにより，副作用を早期に発見し，対処することが可能になる。一見，業務が増えるように感じるが，実際にはPCA導入前のように疼痛のために不定期にナースコールが鳴ることは少なくなるため，業務の計画がたてやすく，効率よくこなすことができる。

　副作用を的確にとらえ，処置が的確に行われるように，当院では副作用をスコア化して記録し，異常がみられた場合の処置をマニュアル化している（**表4，図2**）。硬膜外鎮痛法で起こりうる副作用は，呼吸抑制，鎮静，下肢運動障害，悪心・嘔吐，尿閉である。

A　呼吸抑制

　呼吸抑制はオピオイドの使用にあたって最も重篤な合併症となるため，早期に発見して対処する必要がある。オピオイドを硬膜外から投与した場合，モルヒネ2〜10 mgの投与で4〜22時間後に，フェンタニル0.1 mgの投与で30分〜4時間後に起こる可能性がある[22]。硬膜外にモルヒネ単独で投与した場合には，定時的な間欠的投与のほうがPCAよりも呼吸抑制が起こりやすい[23]。実際にPCEAで使用した場合の呼吸抑制の頻度は，フェンタニルとブピバカインの組み合わせで0.3％と報告されている[24]。

表4 病棟における副作用スコアと処置

呼吸回数
　8回・min⁻¹未満かつ呼びかけに反応しない
　　→PCAポンプ中止のうえナロキソン投与。麻酔科へ連絡
　8回・min⁻¹未満かつ呼びかけに反応する
　　→PCAベースを半量にして継続
鎮静スコア
　0：意識は完全にはっきりしている
　1：やや傾眠
　2：眠っている（声かけで覚醒）
　3：眠っている（声かけで覚醒しない）
　　→スコア 2：持続投与量を減量する
　　→スコア 3：PCA中止のうえ麻酔科へ連絡
吐気スコア
　0：吐気はまったくない
　1：軽い吐気がある
　2：強い吐気がある
　3：嘔吐している
　　→制吐薬の投与は主治医の指示に従う
下肢知覚
　0：しびれはない
　1：軽いしびれがある
　2：中等度のしびれがある
　3：強いしびれがある
　4：下肢が動かない
　　→スコア 2：持続投与量を減量のうえ継続
　　→スコア 3以上：麻酔科へ連絡

　当院では1999年から2002年12月までの期間，775例の症例に対しPCEAを施行しているが，呼吸回数8未満の呼吸抑制は2例（0.002％）であった。呼吸抑制に対しては，①呼吸回数が8回・min⁻¹未満で呼びかけに答えられる場合には，持続投与量を半減する。②呼吸回数が8回・min⁻¹未満で呼びかけに答えない場合には，持続投与を中止して，ナロキソン投与（1回 0.02 mgずつ静注，上限0.2 mg）を行う。ナロキソンは作用時間がオピオイドより短いため，0.5〜1 μg・kg⁻¹・hr⁻¹の持続投与も考慮する。ベンゾジアゼピン系の薬剤が投与されていた場合には，フルマゼニル0.2 mg（最大1 mg）投与も考慮する。以上の処置を行いつつ，酸素投与や，必要ならばマスク換気も施行する。

B 鎮 静

　オピオイドの副作用により眠気がでることがある。強い眠気は術後の離床の妨げとなるた

第5章 術後痛2（硬膜外PCA：PCEA）

この表はPCAポンプ返却時にMEセンターへ渡してください

病棟　外来カルテNo　　　患者氏名

手術月日 /	帰室時間 時　分	時間	呼吸数	SpO$_2$	安静時痛	体動時痛	鎮静	吐き気	下肢知覚	刺入部 各シフト毎	ボーラス回数 有効/リクエスト	サイン
		帰室時										
		1 h									/	
		2 h									/	
		3 h									/	
		4 h									/	
		6 h									/	
		9 h									/	
		12 h									/	
		18 h									/	
		24 h									/	
		30 h									/	
		36 h									/	
		42 h									/	
		48 h									/	
		54 h									/	
		60 h									/	
		66 h									/	
		72 h									/	

注意点：白抜き部分に数字で記入し，グレー部分は記入する必要はない

ボーラス回数記入：有効／リクエスト回数を各勤務終了時点でその時間帯に使用した回数を記入
夜間睡眠中にチェック時間となった時は，呼吸回数，SpO$_2$を観察して異常なければ睡眠中として記録，疼痛レベルなどは測定しない。

ペインスケール（安静時，体動時）　　体動時の疼痛評価は，深呼吸，体位交換などさせて判定する

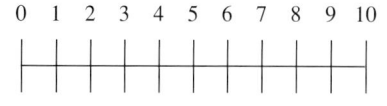

0　1　2　3　4　5　6　7　8　9　10

痛みなし　　　中程度　　　最も痛い

刺入部確認：通常術後3日間はガーゼ交換はしない
1. 硬膜外カテーテル刺入部出血，滲出　2. 刺入部の疼痛
3. ライン固定　4. PCAポンプまでの輸液ライン

鎮静スコア
0－意識は完全にはっきりしている
1－やや傾眠
2－眠っている（声かけで覚醒）
3－眠っている（声かけで覚醒しない）

吐き気スコア
0－吐き気はまったくない
1－軽い吐き気がある
2－強い吐き気がある
3－嘔吐している

下肢知覚
0－しびれなし
1－軽いしびれがある
2－中程度のしびれがある
3－強いしびれがある
4－下肢が動かない

図2　術後硬膜外PCAスコア表

め好ましくない。Liuらの報告[24)]によれば，頻度は13.2％である。離床を妨げるほどの鎮静の場合，持続投与量を半分に減量して継続する。術後時間が経過すると，疼痛が軽度になるために，相対的にオピオイドが過量となる。この場合も適宜持続投与量を減量して継続する。

C 悪心・嘔吐

頻度はLiuらの報告[24)]では14.8％であった。オピオイドによる嘔気以外にも，術中に投与された麻酔薬や外科手術そのものの影響もある。また，全例に生じるわけではないので，嘔気時の対処が病棟で確実に行われるようであれば，嘔気の出現時に制吐薬を使用するという考え方もある。患者が「ボタンを押すたびに吐き気がある」と訴える場合には，嘔気の原因がPCAということも考えられる。原因にかかわらず，メトクロプラミドを$10 \sim 20$ mg・hr^{-1}に静脈内や，ドロペリドール0.625 mg 静脈内などの処置を行う。当院でPCA導入後1年経過した際の病棟看護師へのアンケート調査では，最も多かったクレームが嘔気であったため，PCAの処方のなかにあらかじめドロペリドールを加える処方に変更した。制吐薬としてのドロペリドールの至適投与量は4 mg・day^{-1}以下であり，現行の設定では，最大限投与された場合でも3.7 mg・day^{-1}である。ドロペリドールを加える処方に変更してからこれまでの経験では，頻度は0.02％である。

D 下肢運動障害

運動神経，知覚神経の過剰なブロックは離床の可否に影響するので，速やかに対応することが必要である。運動神経のブロックは，カテーテルの位置，局所麻酔薬の濃度，持続投与量による。歩行を制限するような運動神経ブロックは，カテーテルがT10以上に入っていれば起こりにくい。術後早期の運動神経ブロックは手術中の高濃度局所麻酔薬の影響もありうるため，術後$8 \sim 12$時間はPCAの設定を変更する必要はない。術後12時間たっても運動神経ブロックが続くようであれば，以下のように処置をする。

1) 鎮痛が良好な場合は，持続投与量を半量に減量する。減量後数時間経過しても運動神経ブロックが続く場合には，局所麻酔薬の濃度を半減するか，生理食塩水に変更する。

2) 鎮痛が不十分な場合は硬膜外カテーテルを抜去し，静脈内PCAに切り替える。

E 低血圧

低血圧の原因となる要素，たとえば，循環血液量の不足，出血，降圧薬の投与，低心拍出量，心筋虚血，くも膜下へのカテーテルの迷入などの可能性を考え，処置を行う。これらの

可能性が否定された場合には次のように処置する。

 1) 0.15％ロピバカイン＋オピオイドの投与で鎮痛ができており，軽度の低血圧がある場合は，持続投与量を1/2〜2/3に減量する。適応があれば，即効性がある昇圧薬の投与を行う。

 2) 0.15％ロピバカイン＋オピオイドの投与で鎮痛ができており，明らかな低血圧がある場合には，2時間以上持続投与を中止し，その後，持続投与量を1/2〜2/3へ減量して再開するか，ロピバカインの濃度を薄めてオピオイドとともに投与する。

この間，患者が疼痛を訴えた場合は，少量のオピオイド（フェンタニル25〜50μgまたはモルヒネ1 mg）を静注してもよい。低血圧に対する処置は並行して行う。

鎮痛が不十分で，かつ低血圧がある場合には，ロピバカインの濃度を減じるか，またはオピオイド＋生理食塩水に変更するか，または硬膜外鎮痛法を中止し，静脈内PCAとする。この間，少量のオピオイドを静注してもよい。低血圧に対する処置も並行して行う。オピオイド単独投与にもかかわらず低血圧がある場合には，低血圧の原因として硬膜外投与は考えにくく，投与を中止する必要はない。

F 搔痒感

局所麻酔薬とオピオイドの混合では起こりにくいといわれている。また，フェンタニルはモルヒネよりも搔痒感は少ない。抗ヒスタミン薬の投与で治まらない場合には，ナロキソン0.02 mg静脈内またはナロキソン0.5 mg＋生理食塩水500 mlを20 ml・hr^{-1}で硬膜外鎮痛法終了まで持続静注を行う。

G 尿閉

尿閉の頻度は10〜50％であり，オピオイドの全身投与と同様であるが，投与量の減少によって頻度は減少しない。少量のナロキソン投与が効果的な場合がある。尿道カテーテルは離床の妨げになることはないため，尿閉のためにPCAを中止する必要はない。

H カテーテルのくも膜下腔迷入

くも膜下腔や血管内にカテーテルが迷入し，大量のオピオイドが投与された場合，全脊椎麻酔や呼吸抑制など致死的な合併症につながる可能性があり，注意が必要である。

血管内迷入についてはカテーテル挿入時の吸引テストや局所麻酔薬のテストドーズの投与により発見は可能である。また，局所麻酔薬とオピオイドを併用していた場合のくも膜下腔迷入の初発症状は下肢の極度の脱力であり，強い脱力を生じた場合には，くも膜下迷入を疑

って吸引テストをすることが重要である．当院では1例カテーテルのくも膜下迷入を経験しているが，過度の下肢脱力のために当科に連絡があり，即座に中止したため，致死的な合併症には至ることはなかった．

◆◇◆◇◆◇◆　参考文献　◆◇◆◇◆◇◆

1) 大西　幸，橋口さおり，津崎晃一．潰瘍性大腸炎における腹腔鏡下大腸全摘2症例に対する静脈PCAによる術後鎮痛．日本ペインクリニック学会誌 2001；8：214.
2) Sarton E, Olofsen E, Romberg R, et al. Sex differences in morphine analgesia — an experimental study in healthy volunteers. Anesthesiology 2000；93：1245-54.
3) Miaskowski C, Levine JD. Does opioid analgesia show a gender preference for females? Pain Forum 1999；8：34-44.
4) Carli F, Mayo N, Klubian K, et al. Epidural analgesia enhances functional exercise capacity and health-related quality of life after colonic surgery–results of a randomized trial. Anesthesiology 2002；97：540-9.
5) Ballantyne JC, Carr DB, deFerranti F, et al. The comparative effects of postoperative analgesic therapies on pulmonary outcome：cumulative meta-analysis of randomized, controlled trials. Anesth Analg 1998；86：598-612.
6) Liu SS, Carpenter RL, Mackey DC, et al. Effects of perioperative analgesia technique on rate of recovery after colon surgery. Anesthesiology 1995；83：757-65.
7) Cooper DW, Ryall DM, Desira WR. Extradural fentanyl for postoperative analgesia：predominant spinal or systemic action. Br J Anaesth 1995；74：184-7.
8) Angst MS, Ramaswamy B, Riley ET, et al. Lumbar epidural morphine in humans and supraspinal analgesia to experimental heat pain. Anesthesiology 2000；92：312-24.
9) Cederholm I, Anskär S, Bergston M. Sensory, motor and systematic blockade during epidural analgesia with 0.5% and 0.75% ropivacaine with and without epinephrine. Reg Anesth 1994；19：18-33.
10) Reiz S, Häggmark S, Johansson G, et al. Cardiotoxicity of ropivacaine；a new amide local anesthetic agent. Acta Anaesthesiol Scand 1989；33：93-8.
11) Feldman HS, Arthur GR, Covino BG. Comparative systemic toxicity of convulsant and supraconvulsant doses of intravenous ropivacaine, bupivacaine and lidocaine in the conscious dog. Anesth Analg 1989；69：794-801.
12) Scon DB, Lee A, Fagan D, et al. Acute toxicity of ropivacaine compared with that of bupivacaine. Anesth Analg 1989；69：563-9.
13) Rosenberg PH, Heinonen E. Defferential sensitivity of A and C fibers to long-acting amide local anesthetics. Br J Anaesth 1983；55：163-7.
14) Dusanka Z, Per-Anders N, Lennast P, et al. The effect of continuous lumbar epidural infusion of ropivacaine（0.1%, 0.2%, and 0.3%）and 0.25% bupivacaine on sensory and motor block in volunteers a double-blind study. Reg Anesth 1996；21：14-25.
15) Schug SA, Scot DAt, Payne J, et al. Postoperative analgesia by continuous extradural infusion of ropivacaine after upper abdominal surgery. Br J Anaesth 1996；76：487-91.
16) Scott DA, Chamley MD, Mooney PH, et al. Epidural ropivacaine infusion for postoperative analgesia after major lower abdominal surgery — a dose finding study. Anesth Analg 1995；81：982-6.
17) 術後痛研究会第5次研究発表レポート．第12回術後痛研究会．2002.
18) Scott DA, Blake DB, Buckland M, et al. A comparison of epidural ropivacaine infusion alone and in combination with 1, 2, and 4 μg/ml fentanyl for seventy-two hours of postoperative analgesia after major

abdominal surgery. Anesth Analg 1999 ; 88 : 857-64.
19) Macintyre PE, Jarvis DA. Age is the best predictor of postoperative morphine requirements. Pain 1995 ; 64 : 357-64.
20) Wang LP, Hauerberg J, Schmidt JF. Incidence of spinal epidural abscess after epidural analgesia : a national 1-year survey. Anesthesiology 1999 ; 91 : 1928-36.
21) Kindler C, Seeberger M, Siegemund M, et al. Extradural abscess complicating lumbar extradural anesthesia and analgesia in obstetric patient. Acta Anesthesiol Scand 1996 ; 40 : 858-61.
22) Morgan M. The rational use of intrathecal and extradural opioids. Br J Anaesth 1989 ; 63 : 165-88.
23) Nozaki-Taguchi N, Oka T, Kochi T, et al. Apnoea and oximetric desaturation in patients receiving epidural morphine after gastrectomy : a comparison of intermittent bolus and patient controlled administration. Anaesth Intensive Care 1993 ; 21 : 292-7.
24) Liu SS, Allen HW, Olsson GL. Patient-controlled epidural analgesia with bupivacaine and fentanyl on hospital wards. Prospective experience with 1,030 surgical patients. Anesthesiology 1998 ; 88 : 688-95.
25) 竹田　清．2章 術後痛．柴田政彦，吉矢生人，真下　節．痛みの臨床．東京：克誠堂出版；2000. p.60．

〈橋口さおり〉

第6章
和痛・無痛分娩

1. 無痛分娩を普及させるために（PCAに期待される役割）

　分娩は種を継続させるために必然かつ自然な営みであるが，分娩の痛みはヒトがその他に経験しうる痛みと比べても非常に強い（**図1**）。そのために，分娩の痛みは何らかの意味があるものと考えられ，分娩の痛みを取り除くことに関しては，最近に至るまで宗教的あるいは文化的な立場からのみならず，医学的な立場からも否定的な意見が見受けられた。しかし最近になって，痛みや不安などの過度の母体のストレスは，内因性のカテコラミンを遊離することにより子宮の収縮を抑制し，分娩を遷延させる可能性が示された。さらにカテコラミンは臍帯血流を減少させ，胎児への酸素供給量を減少させる結果となるので，無痛分娩により産婦の痛みを取り除くことは，産婦だけでなく胎児にも有益である可能性が示唆されている[1]。これまで無痛分娩が分娩経過や新生児の神経学的所見に影響を与えるか否かが論議されてきたが，最近の洗練された硬膜外麻酔あるいは脊髄くも膜下麻酔－硬膜外麻酔併用による無痛分娩では，その影響はあったとしてもきわめて少ないと考えられている[2]。無痛分娩を行うか否かの最終決定は産婦が行うべきであるが，無痛分娩を希望する産婦にはいつでも安全な無痛分娩が提供できる環境を整えることは麻酔科医の責務であろう。

　無痛分娩の先進国である米国では，分娩を扱うほとんどすべての施設で麻酔科医による無痛分娩の提供が可能である。また多くの病院で24時間の対応が可能で，産婦が希望すればいつでも無痛分娩の処置が受けられる。無痛分娩が米国で普及しはじめたころは，高学歴で高収入の自立した女性の間で無痛分娩を希望する割合が高かったが，無痛分娩が普及するにつれ，このような女性たちは逆に自然分娩を選択し，あえて困難にチャレンジしようとする傾向にあるともされている。翻ってわが国では，無痛分娩はいまだ十分に普及しておらず，無

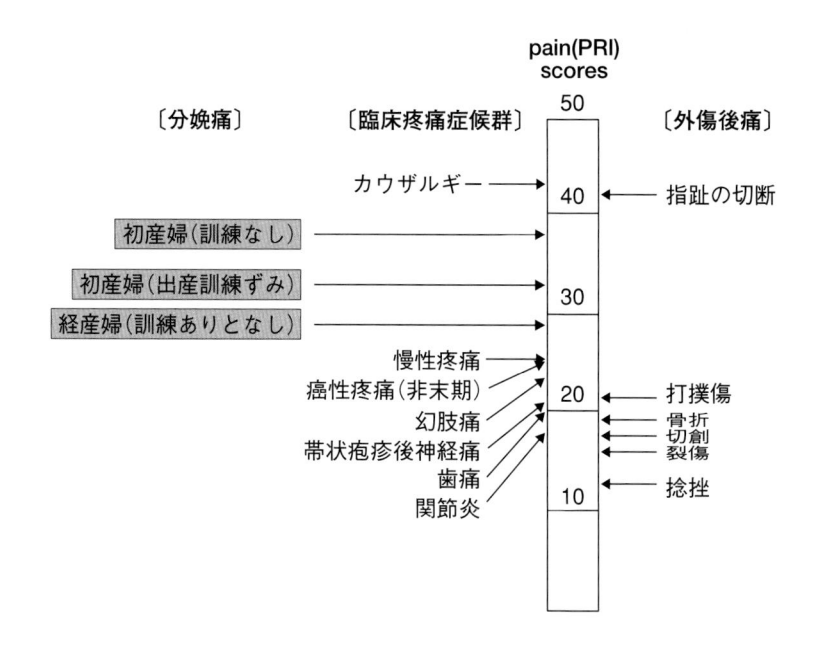

図1 McGill Pain Questionaireによる臨床的痛みの評価
分娩痛のpain rating index（PRI）はカウザルギーや指の切断についでランクされており，癌性疼痛や幻肢痛，帯状疱疹後神経痛よりも上位にランクされている。
（村川和重．周産期における疼痛発生機構．ペインクリニック 2002；23：160-7 より一部改変引用）

痛分娩を切実に希望している女性たちにも無痛分娩を選択する十分な機会が与えられていないのが実情である。わが国で無痛分娩が普及しない理由として，"産みの苦しみ"や"お腹を痛めた赤ちゃん"などの表現からもうかがえるように，分娩痛に耐えることを美徳とする文化的な土壌があり，産婦が無痛分娩を希望しない，あるいは希望しづらい状況にあることがしばしばあげられるが[3]，より本質的な原因は，麻酔科医の絶対数が不足しており，麻酔科医による安全な無痛分娩をいつでも提供できる環境が整っていないことであると思われる。日本では小規模の産院の数が多く，このような産院で麻酔科医を確保することはもちろん困難であるが，大学病院においてさえも麻酔科医が不足しており，産科病棟に麻酔科医が常駐している施設は限られている。最近のアンケートによる調査では，約半数の大学病院が何らかの形で無痛分娩を行っていると回答しているが，全分娩数に占める無痛分娩の割合は，そのほとんどの病院で25％以下であった[4]。このような状況で無痛分娩を普及させるためには，産科麻酔を専門とする麻酔科医を増やすことと同時に，日本の実情に即した無痛分娩の方法を確立することが望まれる。

　無痛分娩におけるPCAの利用は，産婦の満足度を向上させると同時に薬剤の使用量を減らし，副作用を軽減させることが可能であることから，欧米でも注目されている[5]。さらに副次的な利点として，医療スタッフの労働負荷を軽減させること，医療の経費を削減させるこ

となどが期待されている。これから無痛分娩を始めようとする施設において，最初から医療スタッフの不足を補うこと，スタッフの労働負荷を軽減することを主たる目的にPCAを導入することは，PCAの効果を十分に発揮できないばかりか，PCAによる副作用を見落としたりするおそれがあるので厳に慎むべきであるが，産婦の安全と満足を主たる目的としてPCAを導入するならば，症例を重ねるに従い各施設の実情に応じた洗練されたプロトコールが得られ，結果的にスタッフの労働負荷の軽減にもつながることが期待できる[6,7]。今後日本で無痛分娩を普及させるためにPCAが果たすべき役割は大きいと考えられる。

2. 分娩の生理

　分娩時の痛みは，子宮の収縮，下部子宮の伸展，子宮頸管の開大，会陰の伸展などにより生じるが，分娩の進行に合わせて，その強度，部位，疼痛の発生機序が経時的に変化する。したがって効果的な無痛分娩を行うためには，分娩の生理をよく理解することが重要である[8]。

　分娩の経過は，陣痛開始から子宮口全開大までの分娩第1期，子宮口全開大から胎児娩出までの分娩第2期，および胎児娩出から胎盤娩出までの分娩第3期に分けられる。

　分娩第1期の痛みは，主に子宮収縮に伴う子宮下部および子宮頸部の拡張によるものであり，内臓痛である。子宮下部および頸部からの知覚線維は，腰部交感神経幹を経由して，T10-L1のレベルで脊髄後根に連絡する（図2）。そのために，分娩第1期の陣痛は，T10-L1レベルの皮膚分節の関連痛を伴うことが多い（図3）。分娩第2期では，子宮の収縮に伴う子宮下部および頸部からの痛みはある程度継続するがその割合は低下し，胎児が産道を下降することによる会陰部周辺組織からの体性痛が主になる（図3）。これらの痛みは，陰部神経を経由してS2-4のレベルで脊髄後根に連絡する（図2）。分娩第2期の痛みは，第1期の痛みに比べて強く，より局在のはっきりした痛みである。分娩第1期は初産婦で8〜14時間，経

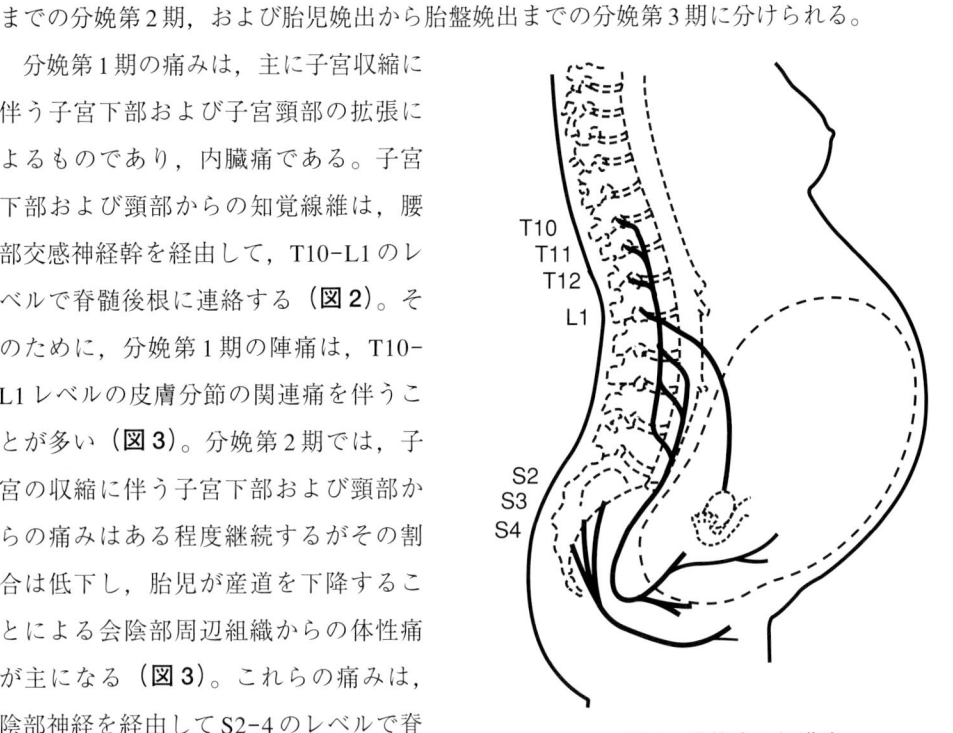

図2　分娩痛の伝導路

分娩第1期の痛みを伝える子宮下部および頸部からの知覚線維は，腰部交感神経幹を経由してT10-L1のレベルで脊髄後根に連絡する。分娩第2期の痛みを伝える会陰部周辺組織からの知覚神経は，陰部神経を経由してS2-4のレベルで脊髄後根に連絡する。

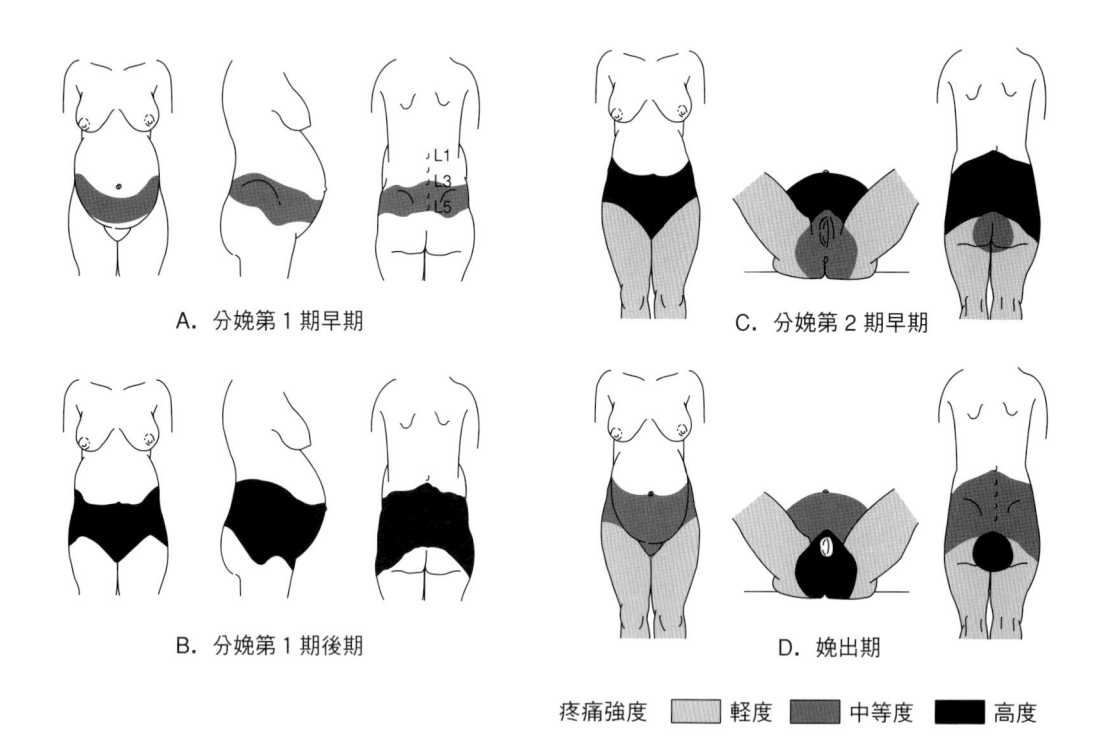

A. 分娩第 1 期早期		C. 分娩第 2 期早期	
B. 分娩第 1 期後期		D. 娩出期	

疼痛強度　□軽度　■中等度　■高度

図3　分娩経過による疼痛の部位と強度の変化

分娩第1期の痛みは内臓痛であるが，T10-L1のレベルの皮膚分節に関連痛を伴う．分娩第2期ではさらに会陰部からの体性痛が加わる．
(村川和重．周産期における疼痛発生機構．ペインクリニック 2002；23：160-7 より一部改変引用)

産婦で5～8時間，分娩第2期は初産婦で1～2時間，経産婦で30分から1時間である．陣痛は，分娩の進行とともに増強し，頻度も増加する．第1期の前半では，陣痛周期は5～10分で15～30秒持続するが，第1期の後半では，陣痛周期は3～5分と短くなり，持続時間は40～80秒に延長する．分娩第2期では，陣痛はさらに増強し，陣痛周期は2～3分に短縮し，持続時間は60～90秒に延長する．その結果，陣痛と陣痛の間欠は1～2分に短縮する．胎児の娩出後，一時的に疼痛は軽減するが，5～10分後に子宮の収縮が再開し，子宮壁から胎盤が剥離する．これによる分娩第3期の痛みは比較的軽度で，その強度は分娩第1期の初期と同程度である．

3. 無痛分娩に用いられる方法

　薬剤による無痛分娩では，産婦に使用する薬剤は多かれ少なかれ胎盤を通過して胎児に移行するので，胎児に何らかの影響を与える可能性がある．これまでに薬剤によらない無痛分娩の方法として，精神予防法や水中分娩法，経皮的電気神経刺激法などさまざまな方法が試みられてきたが，これらの方法ではすべての産婦に十分な鎮痛が提供できるまでには至って

いない。薬剤を用いた無痛分娩は，吸入麻酔薬あるいは静脈麻酔薬の全身投与による方法と，麻薬および局所麻酔薬を用いた局所麻酔による方法に大別される。全身投与による方法では，薬剤の胎児への影響が大きいこと，産婦が鎮静され分娩の体験を記憶できないこと，産婦の誤嚥の危険が増すことなどから，局所麻酔による方法が一般的になりつつあるが，凝固異常があり局所麻酔が禁忌である症例などでは静脈麻酔による無痛分娩も行われている。

A 硬膜外麻酔による無痛分娩

　局所麻酔による無痛分娩は，硬膜外麻酔による方法が一般的である。前述したように，分娩第1期と分娩第2期では，痛みを伝える知覚神経が連絡する脊髄のレベルが異なるので，分娩の経過に合わせて適切な麻酔域を得ることが必要となる。この目的を達成するために，分娩第1期の痛み（T10-L1）に対してはL2-3よりカテーテルを上向きに留置し，分娩第2期の痛み（S2-4）に対してはL4-5よりカテーテルを下向きに留置し，2本のカテーテルを使用する方法（double catheter法）が試みられてきたが，最近はL3-4近傍から刺入した1本のカテーテル（single catheter法）でも，薬剤の投与法および使用量を調節することにより十分な鎮痛が得られることが認識されている[9]。

B 脊髄くも膜下麻酔と硬膜外麻酔の併用による無痛分娩

　脊髄くも膜下麻酔と硬膜外麻酔の併用（CSE：combined spinal-epidural）による無痛分娩では，脊髄くも膜下麻酔による迅速で確実な鎮痛と硬膜外麻酔による継続的な鎮痛が可能である。CSEにより無痛分娩が行われはじめたころは，陣痛が特に強い場合や，分娩がある程度進行してから無痛分娩を希望した場合がCSEの良い適応であると考えられていたが，最近では，脊髄くも膜下麻酔が禁忌でないかぎり，ほぼすべての無痛分娩をCSEで実施している施設も増加しているようである[10, 11]。

　脊髄くも膜下麻酔と硬膜外麻酔をそれぞれ別の椎間から穿刺する方法（2椎間法）と，脊髄くも膜下麻酔-硬膜外麻酔併用針を用いて同一の椎間から穿刺する方法（1椎間法）がある。併用針を用いた1椎間法の場合，脊髄くも膜下麻酔針よりくも膜下に薬剤を注入した後，硬膜外カテーテルを留置する。この場合カテーテルが正しい位置にあるかどうかの判断には注意を要する。脊髄くも膜下麻酔実施後すぐに硬膜外カテーテルからテストドーズを投与しても，硬膜外カテーテルのくも膜下への迷入は的確に判断できない。また硬膜外カテーテルが正しい位置にあっても，硬膜外に投与された薬剤がくも膜下の薬剤を押し上げることにより（歯磨きチューブ効果とも呼ばれている）脊髄くも膜下麻酔の効果が増強することが知られているので[12, 13]，必要以上に麻酔域が上昇する危険がある。併用針を用いた場合でも脊髄くも

膜下麻酔針による穴から硬膜外カテーテルがくも膜下に迷入することは現実的には起こりえないことが報告されている[14]が，併用針による硬膜外カテーテルの留置は，熟練した麻酔科医が十分に注意して行うべきである。

C 吸入麻酔による無痛分娩

亜酸化窒素50％と酸素50％を混合したエントノックスが使用されている。産婦が必要を感じたときに，マスクを口に当て自己吸入させる。産婦の吸気に伴いガスが供給されるが，産婦の意識が薄れ，マスクを口から離すとガスの供給は中止される。

D 静脈麻酔による無痛分娩

静脈麻酔により無痛分娩を行うために，古くからメペリジンが用いられてきたが，最近ではフェンタニルが用いられることが多い。フェンタニルでは，母体の過度の鎮静を伴わずに鎮痛を得ることが可能で，新生児の呼吸抑制も少なく，アプガースコアも低下しないとされている[15]。最近，レミフェンタニルの使用も試みられているが，母体の呼吸抑制や胎児心拍数の細変動の減少などの副作用が認められており，注意が必要である[16]。

術後痛に関しては，静脈麻酔によるPCAは硬膜外麻酔によるPCEAと同様に広く普及しつつあるが，無痛分娩に関してはその安全性に関して十分な意見の一致がなく，今後のさらなる研究が必要である。

4. PCEAによる無痛分娩

A PCEAの利点

硬膜外麻酔による無痛分娩が行われはじめた当初は，薬剤の投与は医療スタッフ（麻酔科医，助産婦，産婦人科医）による注ぎ足し法（top-up）により行われていた。その後，持続注入装置が開発されCEI（continuous epidural infusion）が行われるようになり，さらにPCA装置が開発されPCEA（patient-controlled epidural analgesia）が行われるようになった。医療スタッフによるtop-upでは，医療スタッフの労働負荷となるばかりでなく，産婦が痛みを感じてから実際に薬剤が注入されるまでのタイムラグにより，産婦の痛みが増強し，それを取り去るためにより多くの局所麻酔薬が必要となり，結果的に運動神経麻痺などの副作用が増強するなどの欠点がみられた。CEIおよびPCEAでは医療スタッフの労働負荷を軽減するだけでなく，局所麻酔薬の総使用量を減少させ副作用を減少させると同時に，よりよい鎮痛を提供す

ることが期待されている。

　最近，van der Vyverら[5]は，これまでに発表されたbackground infusionを用いないPCEA単独での無痛分娩と持続注入単独での無痛分娩の優劣を比較した論文の，meta-analysisによるsystemic reviewを発表した。9編のrandomized controlled studyが比較され，総症例数は640例であった。その結果，PCEAによる無痛分娩では持続注入による無痛分娩に比べ，医療スタッフによる予定外の処置の回数，局所麻酔薬の使用量，運動神経麻痺の程度が有意に減少しているが，鎮痛の程度には有意差を認めなかったことが明らかになった。このsystemic reviewでは，分娩時間や帝王切開率に有意差は認めなかったが，いくつかの論文はPCEAによる無痛分娩では運動神経麻痺の程度がより軽度であることを示している[17]。これは，局所麻酔薬の使用量が少ないことからも十分に予想されることである。さらにこのsystemic reviewでは，鎮痛の程度にも有意差は認めていないが，いくつかの論文はPCEAによる無痛分娩では産婦の満足度がより高いことを示している[18]。これは，PCEAでは産婦が自分の希望する鎮痛レベルに調整できることや，産婦が主体的に分娩を体験していると感じられるためと考えられる。

B いつ無痛分娩を開始するか

　これまでに硬膜外麻酔による無痛分娩では運動神経麻痺により分娩（特に第1期）の遷延をきたすとのいくつかの報告があり，無痛分娩の開始は子宮口が4〜5 cmに開大するまで待つべきであるとの主張が一部でなされてきた。しかし，これらの研究では，もともと分娩の遷延傾向のある産婦が無痛分娩群に多く含まれていた可能性が指摘されており，無痛分娩が分娩を遷延させるとの明らかな根拠はない[19]。さらに最近では，局所麻酔薬に麻薬を併用することで局所麻酔薬の濃度を減少させたり，PCAの利用により局所麻酔薬の総使用量を減少させることが可能となり，適切に管理された硬膜外麻酔は，分娩の進行を妨げないとの見解が一般的になりつつある[2]。いずれにしても，耐えられない痛みを訴える産婦には速やかに適切な鎮痛を施すべきである。ASA（American Society of Anesthesiologists）とACOG（American College of Obstetricians and Gynecologists）は，「医学的な禁忌のない限り，産婦の鎮痛のリクエストは無痛分娩を開始する十分な理由となる」との共同声明を出している。

　産婦が鎮痛を希望した時点で速やかに無痛分娩を開始するためには，理想的には産科病棟に産科麻酔科医が常時待機していることが望まれるが，慢性的に麻酔科医が不足している日本の現状では，これを実現している施設は非常に少ない。手術室に勤務する麻酔科医をコールする場合も，手術室の都合で麻酔科医がすぐに確保できるとは限らないのが実情である。したがって最初から無痛分娩を希望している産婦には，陣痛に先行してカテーテルを留置しておく方法も試みられている。誘発分娩の場合は誘発開始前に，誘発を行わない場合はビシ

ョップスコアなどを参考に，産婦人科医の判断により陣痛が出現する前にカテーテルを留置するが，カテーテルを留置してから実際に陣痛が出現するまでの時間の正確な予想は困難である．この間，カテーテルの閉塞を防ぐために，生理食塩水を可能な限り低流量で持続注入しておく．閉塞予防のためにヘパリンを使用することや，局所麻酔薬を低流量で持続注入することは勧められない．

C 使用する薬剤およびレジメン

　原則的に産婦が鎮痛を希望した時点で硬膜外カテーテルを留置するが，ケースによっては事前のカテーテル挿入も検討する．テストドーズにより硬膜外カテーテルが正しい位置にあることを確認した後，十分な鎮痛が得られるまでの初期投与を行う．初期投与に使用する薬剤は，ブピバカイン（0.125％あるいは0.0625％）とフェンタニル（$1 \sim 2 \mu \mathrm{g} \cdot \mathrm{ml}^{-1}$）の合剤が一般的である．最近ブピバカインの代わりにロピバカイン（0.2％あるいは0.1％）の使用も試みられている[20, 21]．PCAの成功の鍵は，最初に十分な鎮痛を達成することであり，そのためには，麻酔科医が副作用に注意しながら十分な鎮痛が得られるまで分割投与を行うことが望ましい．具体的には1回3〜5 mlを10分毎に分割投与する．この方法では，およそ10〜15 mlの初期投与量が必要とされることが多いが，硬膜外腔への薬剤の投与の開始から約20〜30分で十分な鎮痛が得られる．

　PCEAで使用する薬剤は，初期投与に用いたものと同じものを用いる．初期投与に高濃度のものを用い，PCEAでは低濃度のものを使用することも可能であるが，フェンタニルの使用量の計算が煩雑になるばかりで，臨床的な効果は限られていると思われる．機械式のPCA装置では1回投与量は3〜5 mlとし，ロックアウト時間は10〜15分，1時間当たりの投与量を15 ml以下に設定する．PCEAでの持続注入併用（background infusion）の是非については意見が分かれているが，大量の持続注入はPCEAの効果を相殺してしまうので，持続注入は行うにしてもPCEAで設定した1時間当たりの最大投与量の25％以下にすべきである．

　初期の十分な鎮痛が得られた後，硬膜外カテーテルにPCA装置を接続し産婦にPCA装置のボタンを預ける．この際，痛みは我慢せずに痛みを感じはじめた時点で躊躇なくボタンを押すこと，ボタンは何度押しても過量投与にならないことを十分に説明する．麻酔科医が自ら初期投与を行って効果を確認した場合には，硬膜外カテーテルの血管内やくも膜下への迷入が見落とされている可能性は低く，PCEAは安全に使用できるものと考えられるが，産婦が最初にPCEAボタンを押す際には麻酔科医あるいは助産婦をコールしてもらい，PCEAにより十分な鎮痛が得られることを確認すると同時に，血圧の低下などが起こらないことを確認することが望ましい．

5. 脊髄くも膜下麻酔と硬膜外麻酔の併用(CSE)による無痛分娩とPCEA

A CSE＋PCEAの利点

　CSEによる無痛分娩の最大の利点は，その速やかで確実な鎮痛効果である。またwalking epiduralとも称されるように，運動神経麻痺が少なく，分娩経過中の産婦の行動を妨げない。分娩中の歩行が分娩の経過を促進させるかどうかは結論が得られていないが，CSEにより分娩第1期の時間が短縮するとの報告もある。CSEによる副作用としては，くも膜下に使用する麻薬による痒みがあり，かなりの高率で発生するが，痒みを減じるための積極的な処置を必要とする例はまれで，ほとんどの場合自制内である。

　CSEによる無痛分娩では，硬膜外麻酔による無痛分娩の場合のように，初期の十分な鎮痛が得られるまで注意深く局所麻酔薬を追加していく必要がなく，5分以内に十分な鎮痛が得られる。もし鎮痛が十分でない場合も，少量の局所麻酔薬あるいは生理食塩水を硬膜外に投与することで脊髄くも膜下麻酔のレベルを上げることが可能であるが，その際の血圧の変動は少ない（図4）。PCEAを用いたCSEによる無痛分娩の一例を示す（図5）[22]。

B いつ脊髄くも膜下麻酔を行うか

　硬膜外麻酔による無痛分娩と同様に，産婦が鎮痛処置をリクエストした時点で脊髄くも膜下麻酔を行う。脊髄くも膜下麻酔の速やかで確実な効果は，分娩第2期の切迫した陣痛に対

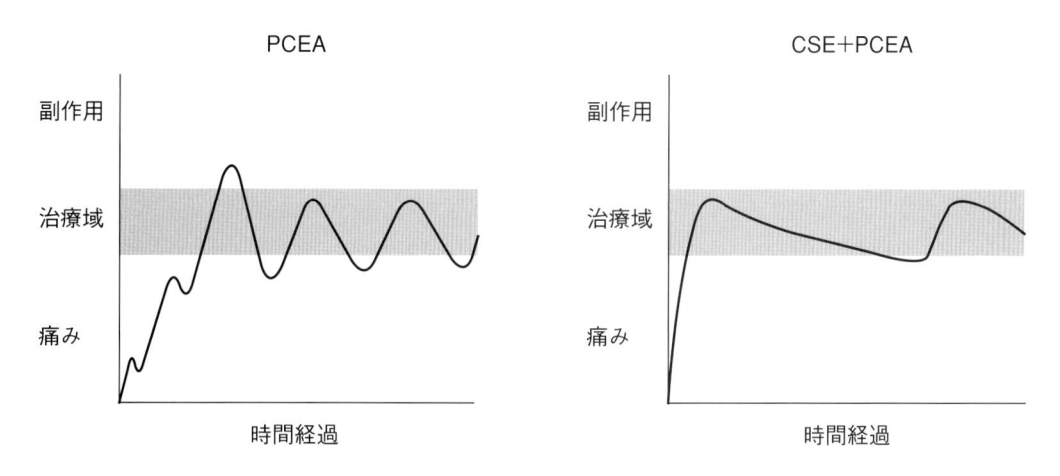

図4　硬膜外麻酔単独の場合のPCEAと脊髄くも膜下麻酔併用でのPCEAの比較（イメージ）
硬膜外麻酔単独でPCEAを行う場合，テストドーズに続いて十分な鎮痛が得られるまでの初期投与を，副作用に注意しながら慎重に分割投与する必要がある。脊髄くも膜下麻酔を併用する場合は，速やかに初期の鎮痛が得られ，その後のPCAへの移行がスムーズである。

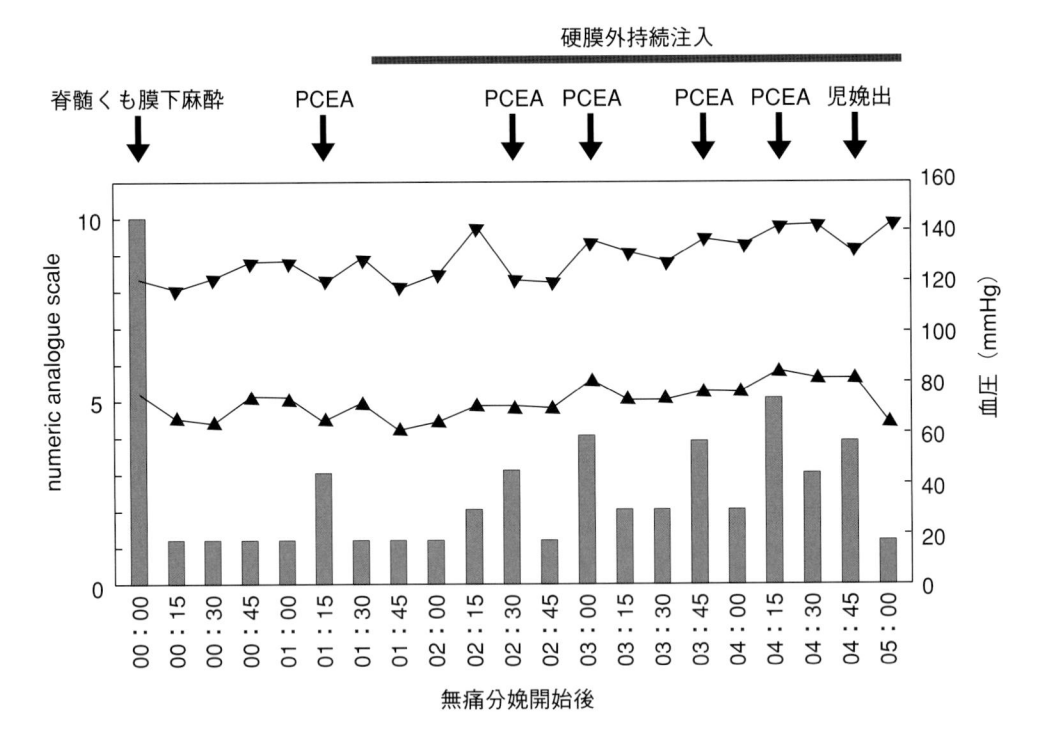

図5 PCAを用いた脊髄くも膜下麻酔-硬膜外麻酔併用による無痛分娩の一例

てんかんの既往がある20歳の初産婦で，陣痛によるてんかん発作を予防する目的でCSEによる無痛分娩を行った．硬脊麻針を用いて第3・4腰椎間より，フェンタニル20 μgと2％リドカイン1 mlによる脊髄くも膜下麻酔を行った後，硬膜外カテーテルを留置した．痛みの程度を評価するため，麻酔開始前の痛みを10点とするnumeric analogue scale（NAS）を用いた．硬膜外麻酔用に，フェンタニル含有（1 μg・ml^{-1}）0.0625％ブピバカインを調整し，持続注入（4 ml・hr^{-1}）とPCA（1回3 ml）による注入を行った．脊髄くも膜下麻酔から1時間後，NASが3となった時点でPCA装置のボタンを産婦に押してもらい最初の硬膜外投与を行ったところ，NASは5分以内に1以下となった．15分間の観察の後，血圧の低下がないことを確認してから，持続注入装置による持続注入（4 ml・hr^{-1}）を開始した．その後，NASが3～4となった時点で，PCA装置のボタンを押すように指示した．脊髄くも膜下麻酔開始から2時間30分後，子宮口全開大となり，4時間40分後に無事娩出した．脊髄くも膜下麻酔の開始後から分娩終了まで，PCA装置による追加投与を5回行ったが，鎮痛効果は良好で，娩出直前を除いて，NASは5以下であった．全分娩経過を通して，てんかんの発作はなく，妊婦の満足度は非常に良好であった．

して非常に効果的であるが，分娩第1期の比較的陣痛が軽い段階で脊髄くも膜下麻酔を行うことに関してもいくつかの利点が考えられる．すなわち，局所麻酔薬と麻薬を用いた脊髄くも膜下麻酔では運動神経麻痺が少なく，walking epiduralとも称されるように分娩第1期の産婦の行動を制限しない．さらに脊髄くも膜下麻酔の十分な鎮痛効果により内因性のカテコラミンの分泌が減少し，分娩第1期が短縮するとの報告もある．また産科病棟に麻酔科医が常駐できない施設では，分娩第2期になって産婦がいよいよ我慢できなくなってから麻酔科医に無痛分娩を依頼しても，麻酔科医がすぐに対応できないことが多いので，産婦に余裕のある

分娩第1期のうちにCSEによる無痛分娩を開始することは非常に合理的であると考えられる。

C 使用する薬剤およびレジメン

産婦が鎮痛を希望した時点で脊髄くも膜下麻酔を行い，くも膜下に0.5％ブピバカイン0.5 ml とフェンタニル25 μg，生理食塩水1 ml を投与する。同時に硬膜外カテーテルを留置し，カテーテルをPCA装置に接続する。PCEA に使用する薬剤は，硬膜外麻酔単独の場合と同様にブピバカイン（0.125％あるいは0.0625％）とフェンタニル（$1\sim2\ \mu g\cdot ml^{-1}$）の合剤が一般的で，ブピバカインの代わりにロピバカイン（0.2％あるいは0.1％）の使用も試みられている。PCA装置の設定も硬膜外麻酔単独の場合と同様に1回投与量は3〜5 ml とし，ロックアウト時間は10〜15分，1時間あたりの投与量を15 ml 以下に設定する。CSE の場合，くも膜下へのカテーテルの迷入が見落とされる可能性が少なからずあるので，持続注入は避けたほうが無難であると思われる。

6. 無痛分娩に用いる PCA 装置

PCEA は無痛分娩を行うための優れた方法であることが認識されつつあるが，これまで無痛分娩専用のPCA装置は発売されておらず，術後鎮痛に用いるPCA装置が用いられてきた。しかしながら，陣痛と術後痛では本質的ないくつかの相違があり，PCA装置に期待される機能や役割も自ずと異なってくる。

術後鎮痛に使用するPCA装置の場合，先行する手術の種類はさまざまで，患者の性別，年齢，体格，創痛の部位，術後鎮痛が必要とされる期間などが多岐にわたるため，多種多様なレジメンに対応できることが必要である。一方，無痛分娩では，シンプルなレジメンでほぼすべてのケースに対応することが可能であるが，薬剤の使用量が一般的な術後鎮痛での使用量より多い。

術後鎮痛の目的に開発されたコンピュータ制御による機械式のPCA装置では，1回投与量，ロックアウト時間，1時間当たりの最大投与量，持続注入量などの細かい設定が可能で，異常を知らせるための警報機能，薬剤使用量やPCAボタンが押された時間と回数を記録する機能などが備わっている。機械式のPCA装置の多くは無痛分娩のレジメンにも対応可能であるが，機械式のPCA装置を用いて無痛分娩を行った場合，機械が重く持ち運びが困難で産婦の行動を制限すること，過剰なアラームが産婦および助産婦を悩ませること，操作が難しく医療スタッフが操作に習熟するのに時間がかかることなどが問題となる。ディスポーザブルタイプのPCA装置はこれらの欠点を解決することが可能であるが，1時間当たりの薬剤使用量が多い無痛分娩のレジメンに対応できる製品の数は限られている。

最近，大研医器より発売されたディスポーザブルタイプの持続注入装置（シリンジェクター®）とPCA装置を組み合わせた製品では，1時間当たり12 mlの持続注入装置が選択可能で，無痛分娩のレジメンにも対応可能である（図6）。この製品ではPCA用のリザーバーに持続注入装置より薬剤が一定の流量で供給され，産婦はいつでもPCAボタンを押すことにより，リザーバー内に溜まった薬剤を自己投与することができる。ロックアウト時間は設定できないが，1時間当たりの投与量は，リザーバーへ接続した持続注入装置の1時間当たりの流量以下になる仕組みである。

　われわれは，このディスポーザブルタイプのPCA装置と機械式PCA装置を無痛分娩に用いた際の有用性の比較を，年間1,000件以上の無痛分娩を行っているベルギーのLeuvain大学において行った。機械式のPCA装置では1回投与量を3 ml，ロックアウト時間を15分と設定し，ディスポーザブルタイプのPCA装置では3 mlのリザーバーに$12\ ml\cdot hr^{-1}$の持続注入装置を接続し，両群とも1時間当たりの投与量が12 ml以下となるように設定したが，両群で産婦の満足度，薬剤の使用量，分娩経過，有害事象の発生率に有意差を認めなかったことから，無痛分娩においてはディスポーザブルタイプのPCA装置は，機械式PCA装置と同様に安全に使用できることが示唆された。

　さらに助産婦のPCA装置に対する評価を知るために，研究期間終了後にアンケートを実施し，無痛分娩に際して機械式のPCA装置とディスポーザブルタイプのPCA装置のどちらを好むかを調べた（表1）。総数で13名の助産婦が研究に関与したが，8名がディスポーザブルタイプを好むと答え，機械式のPCA装置を好むと答えたものは2名だけであった（その他の3名は無回答）。この研究は，それまで主として機械式のPCA装置を用いて数多くの無痛分娩を行ってきた施設で行われたため，ディスポーザブルタイプのPCA装置のほうが支持されたことは意外な結果であったが，結果の詳細を検討すると興味深い事実が示された。ディスポーザブルタイプのPCA装置も使用開始当初は決して評判が良くなく，慣れるに従って評価が上がってきたようである。実際に機械式のものを好むと答えた2名は，機械式のものでの経験が豊富で，ディスポーザブルタイプのPCA装置での経験が5例以下と少ない助産婦であった。助産婦たちは，機械式のPCA装置にも高い評価を与えていたが，必要以上のアラームや複雑な操作はあまり好ましく感じていなかったようである。

　最近は機械式のPCA装置も携帯型のコンパクトなものが発売されており，比較的リーズナブルな価格のものが増えてきている。無痛分娩の件数が多い施設では，症例当たりの単価は機械式のものを利用したほうが安くなるかもしれないが，件数がそれほど多くない施設では，ディスポーザブルタイプのほうが経済的であると思われる。近年，わが国では少子化傾向が指摘されているが，年間の出生数は100万を超えており，今後もしPCAを利用した無痛分娩が普及するなら，無痛分娩に適応したディスポーザブルタイプのPCA装置の需要は大きいと考えられる。わが国の実情に即した無痛分娩のレジメンの探求とそれに対応するPCA装置の

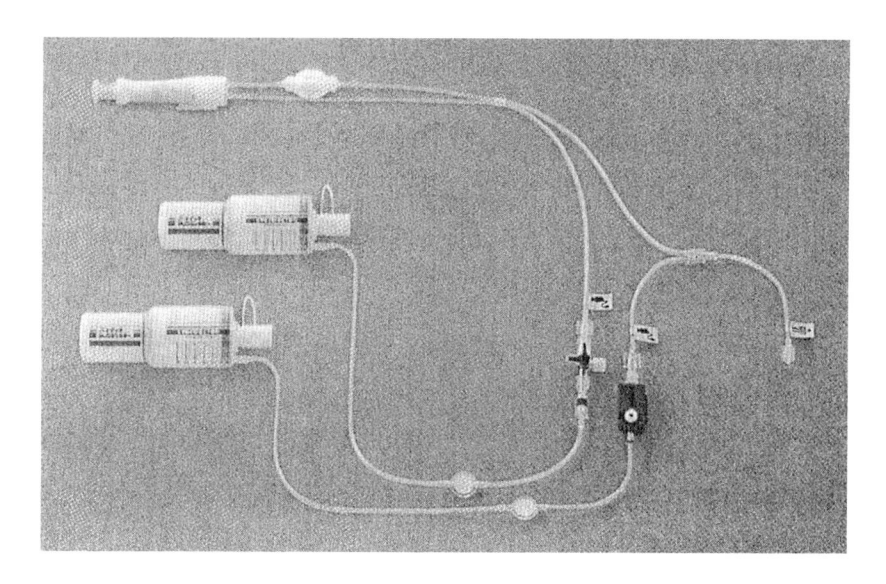

図6 ディスポーザブルタイプのPCA装置（シリンジェクター®：大研医器）

PCAのリザーバー(3 ml)に持続注入装置を接続し，1時間当たりの最大投与量を制限する．PCA回路とは別に，硬膜外への持続投与（background infusion）を行うことも可能である．持続注入装置は，流量可変式（$4\ ml\cdot hr^{-1}$，$8\ ml\cdot hr^{-1}$，$12\ ml\cdot hr^{-1}$）である．

表1 助産婦によるディスポーザブルPCA装置と機械式PCA装置の評価

助産婦	ディスポーザブルPCA装置		機械式PCA装置		どちらを好むか？
	PCA装置の経験数	PCA装置の評価	PCA装置の経験数	PCA装置の評価	
1	<5	good	<50	good	無回答
2	<5	good	<50	good	無回答
3	<5	excellent	<50	excellent	無回答
4	<5	good	>101	excellent	機械式
5	<5	excellent	>101	excellent	機械式
6	<5	excellent	<50	excellent	ディスポーザブル
7	<5	good	>101	good	ディスポーザブル
8	<5	excellent	>101	excellent	ディスポーザブル
9	5 to 10	excellent	>101	good	ディスポーザブル
10	5 to 10	excellent	<50	good	ディスポーザブル
11	5 to 10	excellent	>101	good	ディスポーザブル
12	>10	excellent	>101	excellent	ディスポーザブル
13	>10	excellent	>101	good	ディスポーザブル

機械式PCA装置を用いて，これまで無痛分娩を数多く行ってきた施設で，ディスポーザブルタイプのPCA装置を利用してもらい，両者を助産婦に比較してもらった．ディスポーザブルタイプのPCA装置の使用経験が増えるに従い，ディスポーザブルタイプのPCA装置に対する評価が高くなった．

開発が望まれる。

7. 産婦および助産婦への啓蒙

PCAによる無痛分娩を安全かつ効果的に行うためには，麻酔科医のみならず産婦および助産婦に無痛分娩およびPCAについてよく理解してもらうことが重要である。

A 産婦への無痛分娩の啓蒙とPCAの説明

術後鎮痛においても無痛分娩においてもPCAを成功させるためには，術前あるいは分娩前にPCAについてよく説明を行い，患者あるいは産婦のPCAに対する十分な理解を得ることが重要である。

術後鎮痛については，硬膜外麻酔，あるいは静脈内麻薬投与による術後鎮痛が多くの施設ですでに実施され，術後鎮痛に対する患者の認知も進んでいるため，PCA自体の説明に十分な時間を当てることが可能である。一方，無痛分娩に関しては，PCAの説明を始める前に，無痛分娩に対する十分な説明から始めなければならないのが現状である。わが国ではいまだ無痛分娩が十分に普及しておらず，無痛分娩は危険であるとの誤った認識がなされている場合も多いようである。安全な無痛分娩が可能であることを広く啓蒙すると同時に，無痛分娩を希望する産婦にはいつでも安全で確実な無痛分娩を提供できるような体制づくりが望まれる。麻酔科医が慢性的に不足する状況下で，すぐさまこれを実現することは困難であるが，少なくともおのおのの麻酔科医が，自分の勤務している病院で出産する産婦に対しては，無痛分娩に関する正確な情報を提供し，現時点でその病院ではどのように対応できるかを説明する機会を設けることは重要であると考えられる。われわれの病院では，週1回ペインクリニック外来に無痛分娩外来を設け，無痛分娩に関する相談を受けている。

PCAに関する説明は，無痛分娩を希望する明確な意思をもつ産婦に対しては，事前に行うことが望ましい。事前の十分な説明と同意はあらゆる医療行為の基本であるが，無痛分娩では，当初は無痛分娩を希望していなかったが，痛みに耐え切れず無痛分娩を希望した場合など，事前の十分な説明ができない場合がある。この場合は，最初に無痛分娩に関する必要最小限の説明を行い同意を得たうえで無痛分娩を開始し，PCAに関する説明は，無痛分娩の開始により初期の十分な鎮痛が得られた後に行えばよい。

PCAに関する説明で最も重要なことは，痛みを感じた時点で躊躇なくボタンを押すように理解してもらうことである。痛みが我慢できなくなってからボタンを押すことは，かえって薬剤の使用量を増加させること，またPCAボタンは何度押しても過量投与にならないことをわかりやすく説明すべきである。

B　助産婦への無痛分娩の啓蒙と PCA の説明

　無痛分娩を普及させるためには，産科医および助産婦の理解と協力が不可欠である．特に助産婦が分娩室で安全な分娩を行うため果たしている役割は大きく，助産婦の理解を得ることは肝要である．残念ながら，現状では無痛分娩に否定的な助産婦が多いのも事実であるが，これは麻酔科医がこれまで，いつでも安全に無痛分娩を提供できる環境を作ってこなかったことにも，責任の一端があると考えられる．産婦が切実に無痛分娩を希望しているにもかかわらず，麻酔科医の協力が得られない状況で，産婦を励ましながら安全に分娩を管理した経験の蓄積が，助産婦の無痛分娩に否定的な印象を強固なものにしてしまうのかもしれない．このような状況を打開するには，無痛分娩を希望する産婦に対して可能な限り無痛分娩を提供し，症例の積み重ねで助産婦の理解を得るよう努力を重ねることが必要である．助産婦の理解が得られれば，麻酔科医が分娩室で行うべきことの多くは助産婦に委ねることが可能である．

　PCA に関しては，助産婦はそれを正しく理解するだけの知識あるいは経験をもっているはずであるので，教育を行うという態度でなく，PCA 管理の一端を助産婦に委ねるために，その仕組みを理解してもらうように接するべきである．助産婦が無痛分娩自体に否定的な場合は，助産婦が PCA のボタンを取り上げたり，産婦が気兼ねして PCA ボタンを押せないなどのトラブルも起こりうる．このような場合，PCA ボタンを麻酔科医から産婦に渡すよりも，逆に助産婦から産婦に渡してもらい，助産婦が積極的に PCA の管理に関わっているという意識をもってもらうことも効果的である．

　無痛分娩に PCA を使用することの最大の利点は，産婦が痛みを主体的に管理できることから産婦の満足度を高め，また薬剤の使用量を減らし運動神経麻痺などの副作用を軽減させることであり，麻酔科医や助産婦の労働負荷を軽減することはあくまでも副次的な利点と考えるべきである．施設の状況に応じて洗練されたレジメンによる PCA は，明らかに医療スタッフの労働負荷を軽減するが，そこに至るまでには PCA 自体が労働負荷を増加させることもありうる．特に煩雑なアラームや頻繁な PCA 装置のトラブルは，産婦の不安を増大させるだけでなく，助産婦の労働負荷を増加させ，無痛分娩自体に対する不信感を増幅する結果となりうる．無痛分娩に使用する PCA 装置は，産婦だけでなく助産婦にとっても好ましいものを選択すべきである．

まとめ

　PCA による無痛分娩は，産婦の満足度を高め，局所麻酔薬の使用量を減らし，有害な副作用を減少させることが可能である．さらに医療スタッフの労働負荷を軽減することも可能で

ある．日本では，産科病棟に麻酔科医が常駐することはいまだに一般的でないが，このような現状で無痛分娩を普及させるためには，PCAの果たす役割は大きいと思われる．今後，日本の現状に即した，より安全で効果的なPCAのレジメンの開発が望まれる．

◆◇◆◇◆◇◆　参考文献　◆◇◆◇◆◇◆

1) Reynolds F, Sharma SK, Seed PT. Analgesia in labour and fetal acid-base balance : a meta-analysis comparing epidural with systemic opioid analgesia. Br J Obstet Gynecol 2002 ; 109 : 1344-53.
2) Halpern SH, Leighton BL, Ohlsson A, et al. Effect of epidural vs parenteral opioid analgesia on the progress of labor : a meta-analysis. JAMA 1998 ; 280 : 2105-10.
3) 奥富俊之. 無痛分娩に対する妊婦の意識. ペインクリニック 2002 ; 23 : 154-9.
4) 天野　完. 日本における無痛分娩の現状－欧米との比較. 日本麻酔学会第46回大会抄録集. 1999. p.34.
5) van der Vyver M, Halpern S, Joseph G. Patient-controlled epidural analgesia versus continuous infusion for labour analgesia : a meta-analysis. Br J Anaesth 2002 ; 89 : 459-65.
6) 森田　潔, 中塚秀輝, 平川方久. 無痛分娩とPCA. ペインクリニック 2000 ; 21 : 30-8.
7) 角倉弘行, 山中郁男, 石塚文平. PCAと無痛分娩：産婦とスタッフの救世主!? LiSA 2002 ; 9 : 124-7.
8) 村川和重. 周産期における疼痛発生機構. ペインクリニック 2002 ; 23 : 160-7.
9) 増田純一. 経腟分娩の麻酔. 臨床麻酔 2002 ; 26 : 499-505.
10) Rawal N, Van Zundert A, Holmstrom B, et al. Combined spinal-epidural technique. Reg Anesth 1997 ; 22 : 406-23.
11) Norris MC, Fogel ST, Conway-Long C. Combined spinal-epidural versus epidural labor analgesia. Anesthesiology 2001 ; 95 : 913-20.
12) Stienstra R, Dahan A, Alhadi BZ, et al. Mechanism of action of an epidural top-up in combined spinal epidural anesthesia. Anesth Analg 1996 ; 83:382-6.
13) Choi DH, Park NK, Cho HS, et al. Effects of epidural injection on spinal block during combined spinal and epidural anesthesia for cesarean delivery. Reg Anesth Pain Med 2000 ; 25 : 591-5.
14) Holmstrom B, Rawal N, Axelsson K, et al. Risk of catheter migration during combined spinal epidural block : percutaneous epiduroscopy study. Anesth Analg 1995 ; 80 : 747-53.
15) Smith CV, Rayburn WF, Allen KV, et al. Influence of intravenous fentanyl on fetal biophysical parameters during labor. J Matern Fetal Med 1996 ; 5 : 89-92.
16) Volmanen P, Akural EI, Raudaskoski T, et al. Remifentanil in obstetric analgesia : a dose-finding study. Anesth Analg 2002 ; 94 : 913-7.
17) Tan S, Reid J, Thorburn J. Extradural analgesia in labour : complications of three techniques of administration. Br J Anaesth 1994 ; 73 : 619-23.
18) Sia AT, Chong JL. Epidural 0.2% ropivacaine for labour analgesia : parturient-controlled or continuous infusion? Anaesth Intensive Care 1999 ; 27 : 154-8.
19) Sharma SK, Alexander JM, Messick G, et al. Cesarean delivery : a randomized trial of epidural analgesia versus intravenous meperidine analgesia during labor in nulliparous women. Anesthesiology 2002 ; 96 : 546-51.
20) Fernandez-Guisasola J, Serrano ML, et al. A comparison of 0.0625% bupivacaine with fentanyl and 0.1% ropivacaine with fentanyl for continuous epidural labor analgesia. Anesth Analg 2001 ; 92 : 1261-5.
21) Meister GC, D'Angelo R, Owen M, et al. A comparison of epidural analgesia with 0.125% ropivacaine with fentanyl versus 0.125% bupivacaine with fentanyl during labor. Anesth Analg 2000 ; 90 : 632-7.
22) 角倉弘行, 青木　正, 中村　真. てんかんを有する産婦の硬膜外麻酔脊椎麻酔併用による無痛分娩. 臨床麻酔 2002 ; 26 : 195-8.

（角倉　弘行）

第 7 章
小児の疼痛

はじめに

　最近まで小児の手術，検査や処置に伴う痛みはあまり注目されていなかった。それは小児，特に乳幼児では痛みに対する感受性が低いという誤解があったためである。ところが最近十数年の研究により，疼痛の評価方法や痛覚伝導路の研究が進歩し，今や小児において痛みを和らげることは当然のことになっている[1～4]。

　一方，わが国で小児の術後鎮痛にオピオイドを使用するようになったのは最近のことである。それはオピオイドに対する医療従事者や患者家族の偏見や誤解，さらに呼吸抑制などの副作用に対する過剰な警戒心が根強いからである。欧米でのPCAの歴史は30年以上あり，小児でも安全性と有用性は認められている[5～7]。

　しかし，わが国では小児にPCAを行っている施設はごくわずかである。欧米で発展してきたPCAをそのまま応用してもうまくいかない。ポンプやマンパワーの不足，オピオイドの種類の少なさ，国民性，医療システムの違いなど，医学的問題のみならず，経済的，社会的な問題があるからである。ここでは術後痛を中心に症例を呈示し，小児におけるPCAの医学的な面にのみ焦点を絞って述べる。

1. 小児の疼痛の特殊性と評価法

　小児は解剖学的，生理学的，精神心理学的に発達の途上にある。手術のための入院は小児患者にとっては大きな情緒反応を引き起こす。その最も大きな要因は年齢で，年齢に応じた患児へのアプローチが必要である。年齢が低いほど親からの分離の不安が大きい。したがって，患児とその家族に精神的援助を行わなければならない。この年齢では親の付き添いや疼

痛管理への積極的な参加が有用であると考えられる。年齢が大きくなるにつれて手術や麻酔に対する不安，とりわけ痛みに対する不安が大きくなる。したがって，患児自身への十分にわかりやすい説明が必要である[8]。欧米の教科書では小児の人権を尊重する姿勢が強く表れていて[9]，われわれも見習うべきである。

　小児の疼痛の表現方法は発達と関係する。新生児や乳児では生理学的な反応が主体である。つまり，痛み刺激に対して血圧や心拍数，呼吸数は増加し，激しく泣く。発達とともに徐々に情緒的反応が加わり，痛みに対して不機嫌になるなど非特異的な行動をとるようになる。発語ができるようになっても，痛み刺激に対して的確に「痛い」と表現できるようになるのは学童期前後からである。一方，小児は成人と比較して術後の回復が早く，術後痛の持続期間も短い。親の付き添い，おもちゃ，ビデオやゲームなどで気をまぎらすことが可能である。

　疼痛の評価方法として新生児ではCHEOPS[10]やCRIES[11]などの生理学的行動学的指標が主であるが，乳幼児期になるとobserver pain scale[12]のような行動学的指標が用いられ，さらに学童期になるとより主観的と考えられるvisual analogue scale（VAS）などが用いられるようになる。簡単なフェイススケール[13]はどの年齢にも用いられる。われわれは，年少児ではobserver pain scaleを，年長児ではPrince Henryペインスコア[14]またはVASを使用している。

2. 小児PCAの特殊性

　術後疼痛は一定ではなく時々刻々と変化していて，個人差が非常に大きい。成人においてPCAは，鎮痛薬の薬物動態学，薬力学の個人差を小さくできる。鎮痛薬を筋肉内投与した場合と比較して，1回の投与量の少ないPCAのほうが鎮痛薬を有効血中濃度付近に維持しやすく，過鎮静を生じることなく良好な鎮痛効果が得られる[5, 15]。PCAは鎮痛薬の投与の遅延や作用発現の遅延に由来する患者の不安を減少させるため，患者の満足度が高い[15, 16]。ところが，小児の開腹手術，脊椎手術ではむしろ持続投与よりPCAのほうがモルヒネの投与量は多く，投与量は手術の大きさに関係し投与方法にはよらないとする報告がある[17, 18]。モルヒネの持続投与とPCAによる鎮痛効果は年齢が関係している。9～15歳まではPCAのほうが鎮痛効果は良好であるが，5～8歳までは持続投与とPCAとの間で差がないという報告がある[19]。したがって，低年齢の患者でPCAに持続投与を併用することは有用である。一方，年齢が高くなるにつれて，モルヒネの使用量の個人差が大きくなることが知られており[20]，PCAが有用になる。成人では，オピオイドに対する依存性を形成するのではないかという不安や，鎮痛薬自体が身体に悪影響を及ぼすのではないかという誤解から，痛いときにボタンを押すことを躊躇する場合があるが，小児では「痛いときにはボタンを押す」というオペラント条件づけが容易で，PCAがより有効に行えると考えられる。

3. PCAの実際

ここではまず典型的な症例を提示し，後にPCAの具体的な方法と問題点について述べる。

A 症例

図1に静脈内PCA（IV-PCA）の症例を呈示する。患者は12歳の女児で，側弯症に対して左開胸胸椎前方固定術が行われた。麻酔回復室でモルヒネによるIV-PCAを開始した。初期設定は持続投与 10 μg·kg^{-1}·hr^{-1}，ボーラス 20 μg·kg^{-1}，ロックアウト時間10分とした。手術当日から翌朝にかけては，全身麻酔の影響で比較的モルヒネの投与量は少なかった。軽度の嘔吐があったが，飲水が可能であったので設定は変更しなかった。昼間のガーゼ交換や体

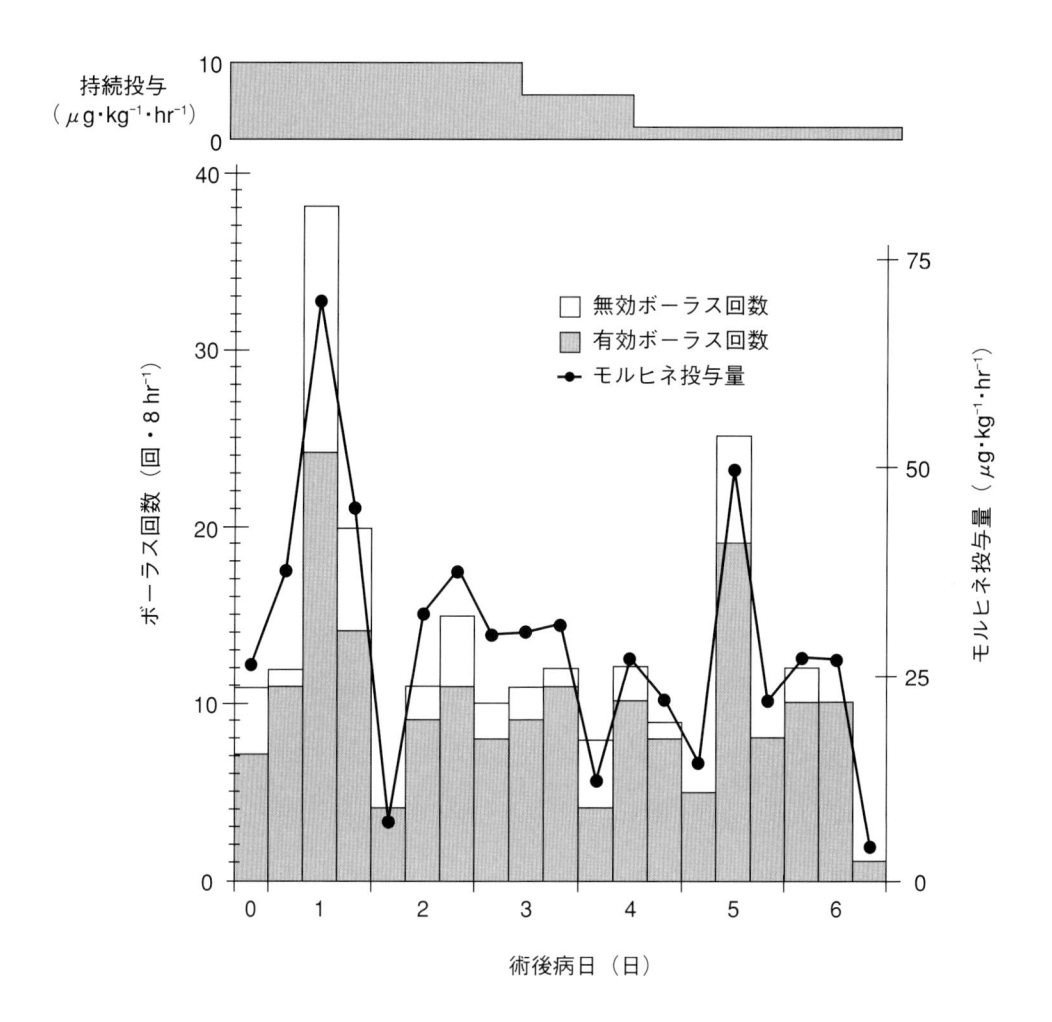

図1 IV-PCAの典型例
12歳，女児，身長 138 cm，体重 30 kg

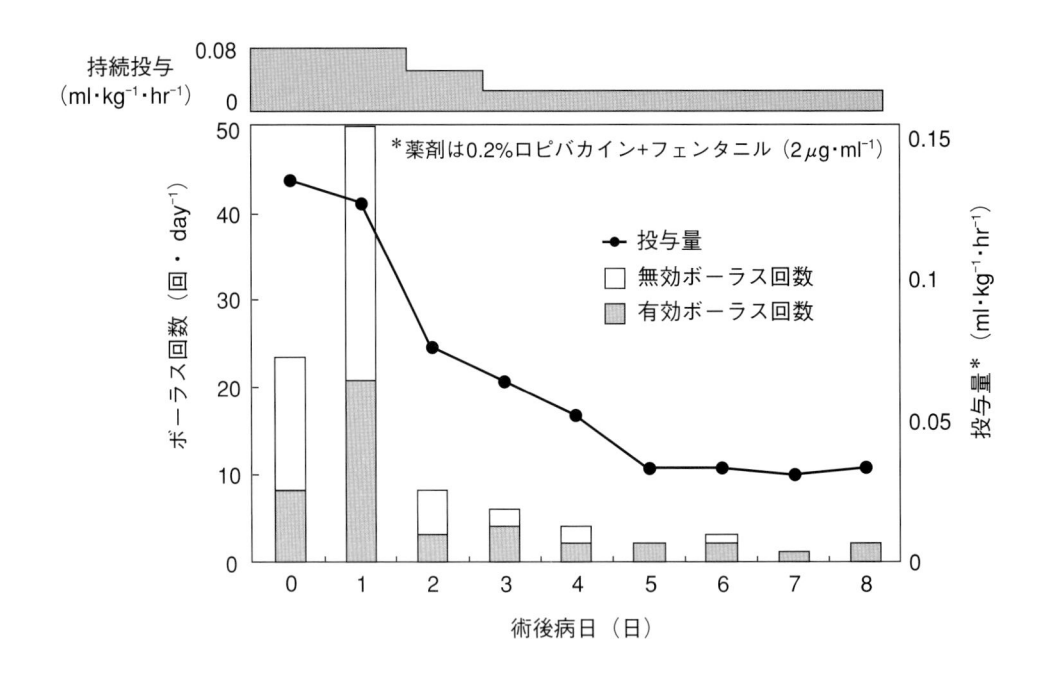

図2 PCEAの典型例

5歳，女児，身長105 cm，体重15 kg

位変換などの処置に伴って疼痛は増強しボーラス回数が増加している。第2病日より安静時のVASは低下した。夜間は持続投与の併用によりよく眠れた。第3病日より体動時のVASの低下を認めたため，持続投与を$6\ \mu\mathrm{g}\cdot\mathrm{kg}^{-1}\cdot\mathrm{hr}^{-1}$に減量した。ボーラス回数にはほとんど変化がなかった。第4病日になると昼間も眠気があるので，持続投与を$2\ \mu\mathrm{g}\cdot\mathrm{kg}^{-1}\cdot\mathrm{hr}^{-1}$に減量した。第5病日に胸腔ドレーン抜去の処置や体位変換により一時的に疼痛は増強した。この後，安静時と体動時のいずれもVASは低下したが，本人はPCAを止めたがらなかった。第6病日に非ステロイド性抗炎症薬の内服を開始して，PCAを中止しても痛みが強くなることはないことを十分に説明し，夕方に中止した。

　図2に硬膜外PCA（PCEA）の症例を呈示する。患者は5歳の女児で，膀胱尿管逆流に対して尿管新吻合術が行われた。硬膜外カテーテルは全身麻酔後に第4-5腰椎間より挿入した。麻酔回復室で麻酔域を確認した後にPCEAを開始した。0.2％ロピバカインと$2\ \mu\mathrm{g}\cdot\mathrm{ml}^{-1}$のフェンタニルの混合液を持続投与$0.05\ \mathrm{ml}\cdot\mathrm{kg}^{-1}\cdot\mathrm{hr}^{-1}$，ボーラス$0.05\ \mathrm{ml}\cdot\mathrm{kg}^{-1}$，ロックアウト時間20分，1時間当たりの最大ボーラス回数2回で開始した。観察中に安静時の疼痛を訴えたため，持続投与を増量し$0.08\ \mathrm{ml}\cdot\mathrm{kg}^{-1}\cdot\mathrm{hr}^{-1}$とした。両下肢の軽度のしびれはあったが，十分に動かすことができた。手術当日から第1病日にかけては頻繁にボーラスボタンを押した。最初は痛いときにボーラスボタンを母親が手伝って押したが，自分で押せるようになった。手術当日と第1病日には痛いときは連続してボタンを押していたので，効果発現まで少し時

間がかかることを患者と親の両方に繰り返し説明した。眠気は軽度で，体動時の疼痛はあったが安静時にはなかった。創部や背部のテープ貼付部の掻痒を訴えたが，特に治療を必要としなかった。第2病日より体動時のペインスコアが低下したため，持続投与を $0.05\ ml\cdot kg^{-1}\cdot hr^{-1}$ に減量した。この時点で下肢のしびれは消失した。硬膜外カテーテルの周囲から少量の薬液のリークがあるために毎日刺入部の観察と消毒を行った。第3病日より車イスで移動ができるようになった。第4病日に持続投与を $0.03\ ml\cdot kg^{-1}\cdot hr^{-1}$ に減量した。第7病日に尿路系の造影検査が行われ，ドレーンや尿管ステントが抜去された。その翌日にPCEAを終了した。

B PCAの適応疾患

PCAポンプの台数とマンパワーにより限定されるが，われわれは疼痛が強い開胸手術と開腹手術を中心に行っている。大半が悪性腫瘍である。整形外科疾患では，矯正骨切り術，骨軟部腫瘍摘出術である[21]。そのほか，眼球摘出術や経カテーテル的動脈塞栓術，わずかではあるが癌性疼痛に対しても行っている[22]。気道に問題のある症例や神経筋疾患には基本的に禁忌である。

C PCAポンプ

詳細は第2章にゆずるが，われわれはシリンジ式とカートリッジ式を用いている。シリンジ式は汎用性があるが大きく携帯性に欠けるので，床上安静にある患者にのみ使用している。一方，カートリッジ式は本来在宅治療用に開発されたものが多く，携帯性がよいので第一選択にしている。当科ではバクスター社製6060とアトム社製PCAポンプ500[23]を使用している。いずれもデータをダウンロードできるため，使用状況が記録保存できる。

D 投与経路

静脈内（IV-PCA）と硬膜外（PCEA）の投与経路が一般的である。そのほか皮下PCAも行われている。小児では硬膜外カテーテルの挿入が困難な場合や合併症の問題があり[24]，IV-PCAが行いやすい。成人においてはIV-PCAとPCEAの比較では，鎮痛効果に差がないとする報告が多い[25〜27]。

われわれはPCEAを第一選択としている。鎮痛効果はIV-PCAとほとんど差がないが，局所麻酔薬の併用によりオピオイドの投与量が少なくてすみ，早期離床が進むと考えている[28]。特に悪性腫瘍に対する開胸や上腹部手術では積極的に硬膜外カテーテルを挿入するようにしている。十分な説明とリドカインテープの貼付，前投薬の工夫などにより，7〜8歳くらいか

らは意識下に硬膜外カテーテルの挿入が可能である。新生児や乳幼児の場合は全身麻酔下に挿入せざるをえない。穿刺部周囲から薬液の漏れを生じやすいことや，仙骨裂孔から挿入する場合は肛門に近いため，便によるカテーテルの汚染に注意が必要である。皮下トンネルを作製するのも良い方法である。カテーテルの閉塞は約4%に起こり[24]，感染は免疫抑制状態にある患者やカテーテルを長期留置した場合に生じやすい[29]。

IV-PCAでは，静脈路の側管から投与する場合には，作用発現を速やかにするために上流に逆流防止弁をつけ，さらに下流の死腔をできるだけ少なくする。

皮下PCAは術後早期に静脈ルートが抜去される場合に有用である。モルヒネを使用することが多い。腹部または三角筋の皮下に24 Gの留置針を挿入し，透明の被覆剤で固定する。ボーラス量が多いと発赤や掻痒をきたしやすいので，モルヒネ濃度を高くする（$50\ \mu g\cdot kg^{-1}\cdot ml^{-1}$）が，設定，効果と安全性はIV-PCAと同様である[31]。

E 薬剤

1）オピオイド

PCAにはオピオイドを使用するが，わが国では使用できるオピオイドの種類が少なく，モルヒネとフェンタニルのみである。オピオイドの種類による鎮痛効果の差はない[31]が，フェンタニルのほうが鎮静作用は弱い。フェンタニルの単回投与時の作用時間は短いが，context sensitive half-timeは長く，反復投与や持続投与の場合は作用時間が延長する[32]。PCEAの場合はフェンタニルが速効性で遅発性の呼吸抑制の危険性が低く使いやすい[33]。フェンタニルは脂溶性が高く，硬膜外腔に投与した場合は脊髄への直接作用以外に血中に吸収され全身にも作用する[34]。エピネフリンの添加により血中への吸収が抑制され鎮痛効果が増加する[35]。われわれはこれまでブピバカインとフェンタニルの混合液を用いてきた。局所麻酔薬の併用によりフェンタニル投与量はIV-PCAの約半分になっている[36]。エピネフリンの添加は行っていない。現在はブピバカインから副作用の少ないロピバカイン[37]に変更している。

2）鎮痛補助薬

非ステロイド性抗炎症薬やアセトアミノフェンが最も使用される。オピオイドの鎮痛効果が不良のとき，またはオピオイドによる副作用の軽減のために併用される。小児において安全性が確立されているものは，アセトアミノフェン（$15\ mg\cdot kg^{-1}$）とイブプロフェン（$10\ mg\cdot kg^{-1}$）である。PCAにジクロフェナク（$1\ mg\cdot kg^{-1}$）を併用するとモルヒネの投与量を減らすことができるが，$15\sim 20\ mg\cdot kg^{-1}$のアセトアミノフェンはモルヒネの投与量を減らすことができなかった[38]。$35\sim 40\ mg\cdot kg^{-1}$の通常より多めのアセトアミノフェンが推奨されている[39]。

F 設定

1）基本設定

持続投与量，ボーラス投与量，ロックアウト時間が主要な3つの設定項目である。そのほかに1時間の最大ボーラス回数（ボーラス量）も設定している。表1にわれわれの設定を示す。

2）持続投与の是非

PCAの原法ではボーラス投与のみである[15]。われわれは，オピオイドの血中濃度がより一定になり，睡眠時の鎮痛が優れているので持続投与を併用している。しかし，その有効性についてはいまだ結論が出ていない。持続投与を設定すれば鎮痛効果と患者の満足度が増すことが期待できるが，図3に示すように患者自身によるネガティブフィードバックが抑制され，投与量増加による呼吸抑制や嘔吐などの副作用が増す危険性がある[40〜44]。年少児では嘔吐の頻度が少なく，持続投与は有用であると考えられるが，年長児，特に10歳以上では嘔吐の頻度が高く[1]，オピオイドの投与量の個人差が大きくなるので，持続投与を減量し，ボーラスを主体にするのがよいと考える。われわれは表1に示す初期設定を目安にして，麻酔回復室でPCAを開始し投与量を調節している。持続投与量，ボーラス投与量の増減は25〜50%としている。その後は鎮痛効果と副作用に応じて投与量を調節する。通常は術後2日前後で術

表1　PCAの初期設定

	IV-PCA （モルヒネ）	IV-PCA （フェンタニル）	PCEA*
持続投与	10〜20 $\mu g \cdot kg^{-1} \cdot hr^{-1}$	0.5〜1 $\mu g \cdot kg^{-1} \cdot hr^{-1}$	0.05〜0.1 $ml \cdot kg^{-1} \cdot hr^{-1}$
ボーラス投与	10〜20 $\mu g \cdot kg^{-1} \cdot hr^{-1}$	0.5〜1 $\mu g \cdot kg^{-1} \cdot hr^{-1}$	0.05〜0.1 $ml \cdot kg^{-1} \cdot hr^{-1}$
ロックアウト時間	5〜10分	5〜10分	20分

＊：0.125%ブピバカインまたは0.2%ロピバカイン＋フェンタニル（$2 \mu g \cdot ml^{-1}$）
6ヵ月未満は0.1%ブピバカインまたは0.1%ロピバカイン＋フェンタニル（$1 \mu g \cdot ml^{-1}$）

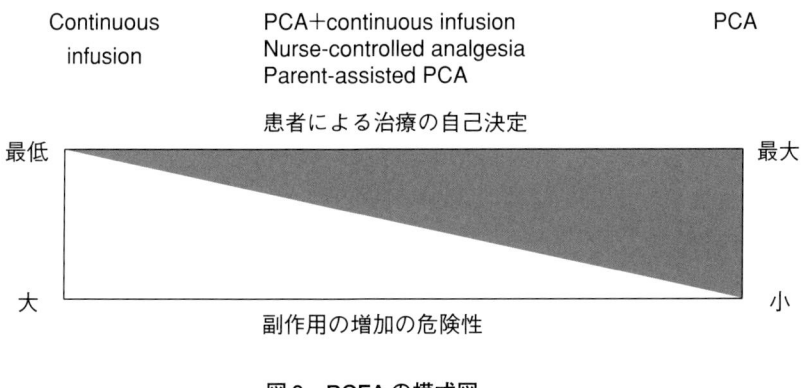

図3　PCEAの模式図

後疼痛が軽減してくるので，この時点より持続投与量を減量している．1日に少なくとも2回の回診で鎮痛効果と副作用の評価を行い投与量を調節している．

G PCAの中止

中止の基準は，持続投与量を0にしても患児がボーラスボタンを押さなくなるのが目安である．実際にはペインスコアやボーラス回数の経過，総ボタン回数に対する有効ボーラス回数の割合（demand/delivery比）と副作用を考慮して行う[2]．年齢が増すにつれて，個人差が大きくなる[20]．経口摂取が可能であれば，鎮痛補助薬を併用し減量していく方法がある．しかし，疼痛がうまくコントロールされていても患者がなかなか止めたがらない場合があり，少しずつ投与量を減量し，患者本人と話し合いながら中止の方向に進めるようにしている．

H PCAの変法

小児のPCAでは誰がボーラスを行うかが問題である．痛いときにボタンを押すことを理解できるのは5歳前後からとされており，発達に応じた対応が必要である．最近の子どもはゲーム機器でボタンの操作には慣れ親しんでいるので，もっと低年齢から可能であるかもしれない．

PCAに代わる方法として，nurse-controlled analgesia（NCA）[45, 46]やparent-assisted PCA（PAPCA）[47]が報告されている．NCAの場合は，ボーラス投与が看護師の判断による．側弯症に対する手術後のPCAとNCAの比較では，NCAのほうがVASは低く，モルヒネの投与量も少なかった．つまり，NCAでは痛みを過小評価し，鎮痛薬の投与が不十分になっている可能性がある[46]．一般にNCAやPAPCAでは持続投与量を多く，ロックアウト時間を長めにする場合が多い．

当院では親の付き添いが許可されているため年少児ではNCAのほかにPAPCAも行っている[48]．親は患児のことを最もよく知っているし，一貫したケア提供者であるので，術後鎮痛において患児の親の関わりを確保することは重要である[49]．医師と患児の親との痛みの評価の関連性について検討した報告では，両者には相関があるが，親が判定したほうがペインスコアはわずかに高かった[50]．医師や看護師は痛みを過小評価している可能性があるが，親はむしろ的確に評価しているかもしれない．PAPCAは親の教育が必要であるが，実際に行ってみると患児をよく理解しており，案ずるより易いとの印象がある．PAPCAはPCAに十分に代わる方法であると考えられる．親が付き添っていない場合[21]と比較すると，親が付き添っているほうがモルヒネの使用量が少ない印象がある（私見）．

I モニタ

パルスオキシメータの装着は必須である。オピオイドによる呼吸抑制は手術当日に起こることがほとんどである。術後24時間はSpO_2を連続モニタし，以後4時間ごと，呼吸数と鎮静レベルは24時間まで2時間ごと，以後4時間ごとが望ましい[49]。最近はディスポーザブルプローブにより装着感は改善され，体動の影響を受けにくくなっている。空気吸入下ではパルスオキシメータは換気のモニタとなりうる[51]が，酸素投与下では呼吸抑制がマスクされる危険性があるので注意する必要がある。

J 副作用と対策

最も多い副作用は嘔吐である。年齢が5歳以上，特に10歳以上になると頻度がより高くなり，約50%にも達する[1, 52～54]。乗り物酔いの既往は危険因子である[55]。嘔吐の頻度は手術当日に高い。全身麻酔の場合は手術中にできるだけ胃内容物を胃管より吸引しておく。初回の飲水時に生じることが多く[56]，飲水は少量から始める。痛み自体が嘔吐の原因になるので[57]，嘔吐が軽度で経口摂取ができればPCAの設定は変更しない。傾眠傾向や嘔吐の頻度が高いようであれば，持続投与量またはボーラス量を下げる。痛みがあり，かつボーラスを行うと嘔

表2 副作用と対策

副作用	対　策
呼吸抑制	オピオイドの中止 気道確保と酸素投与 ナロキソン　1～5 $\mu g \cdot kg^{-1} \cdot hr^{-1}$
過鎮静	オピオイドの減量
悪心・嘔吐	デキサメタゾン　0.1 $mg \cdot kg^{-1}$（最大 10 mg） ジフェンヒドラミン　1 $mg \cdot kg^{-1}$（最大 50 mg）＊ メトクロプラミド　0.1～0.2 $mg \cdot kg^{-1}$（最大 10 mg） ドロペリドール　0.03～0.75 $mg \cdot kg^{-1}$（最大 1.25 mg）
掻痒	ジフェンヒドラミン　1 $mg \cdot kg^{-1}$（最大 50 mg）＊ ブトルファノール　0.03～0.05 $mg \cdot kg^{-1}$（最大 10 mg） ナロキソン　0.5 $\mu g \cdot kg^{-1} \cdot hr^{-1}$

＊：日本では注射薬は発売されていない。
（高橋孝雄，津崎晃一監訳：小児のセデーションハンドブック．東京：メディカル・サイエンス・インターナショナル；2002／Cohen MM, Camron CB, Duncan DG. Pediatric anesthesia morbidity and mortality in the perioperative period. Anesth Analg 1990；70：160-7／Watcha MF, White PF. Postoperative nausea and vomiting. Its etiology, treatment, and prevention. Anesthesiology 1992；77：162-84／Baines D. Postoperative nausea and vomiting in children. Paediatr Anaesth 1996；6：7-14 より引用）

吐する場合は，非ステロイド性抗炎症薬やアセトアミノフェンなどを併用する。一般的な副作用と対策を表2に示した[49,53,54,58]。メトクロプラミド（0.1〜0.2 mg・kg^{-1}）やドロペリドール（0.03〜0.075 mg・kg^{-1}）などの制吐薬を使用するときは，錐体外路症状[59]や過鎮静を生じることがあるので注意が必要である。オンダンセトロン（0.1〜0.15 mg・kg^{-1}）などの5-HT$_3$受容体拮抗薬は強力な制吐作用を有するが，適応は悪性腫瘍に限られる。そのほか，掻痒感は抗ヒスタミン薬の投与またはナロキソンの少量投与（0.5 μg・kg^{-1}）で対応する。抗ヒスタミン薬を使用したときも過鎮静を生じることがあるので注意が必要である。尿閉に対しては状態に応じて持続投与量を減量するようにしている。

　呼吸抑制に関しては，前述したとおりパルスオキシメータの装着と呼吸数と鎮静レベルの観察が重要である。酸素を投与しているときには呼吸抑制によるSpo$_2$の低下がマスクされる危険性があるので，鎮静レベルや呼吸数も合わせて評価しなければならない。われわれはMackenzieらの5段階の鎮静スケールを用い[60]，鎮静スコアが3，すなわち「閉眼しているが呼びかけで目を覚ます」より過鎮静にならないようにしている。呼吸抑制の頻度は数パーセントとされる[6]が，幸い，成人のような周期的なSpo$_2$の低下はない[61]。治療としては酸素投与のほか，オピオイドの過量が疑われるときは，オピオイドの投与の中止とともにナロキソンの投与（1〜2 μg・kg^{-1}，10 μg・kg^{-1}まで）を行う。どんな鎮痛方法にも副作用は存在するので，早期発見と早期治療が重要である。PCAを鎮痛法のひとつとしてとらえ，balanced analgesia，multimodal analgesiaの立場で考えるのが重要である[62]。

4. 疼痛管理チームの役割

　わが国で麻酔科医が積極的に術後鎮痛に関わっている施設は欧米と比較して圧倒的に少ない。疼痛管理の専門看護師を配置している施設もごくわずかである。安全で効率的な術後疼痛管理を行うためには，疼痛管理チームを編成することが望ましい。PCAをうまく行うためには治療を標準化することと，患者と医療スタッフの教育が重要である。詳細は他の章にゆずるが，われわれは現在3名の麻酔科医が交替でPCAの管理にあたっている。その主な業務は疼痛評価，PCAポンプの設定変更，副作用の観察からなる。そのほか適応症例の決定，ポンプの保守管理，薬剤の調製と補充を行っている。ガイドラインに従って患者ごとに記録用紙を作成し，少なくとも1日2回は患者の回診を行い，疼痛評価と副作用の観察を行っている[63]。

表3　小児PCAのポイント

1. 年齢（発達）に応じた方法を選択する
2. PCAが困難なときは看護師，親が代行する
3. 設定する主なパラメータは3つ
　（持続投与量，ボーラス投与量，ロックアウト時間）
4. 持続投与の併用は両刃の剣
5. 定期的な疼痛評価と副作用の観察を行う
6. 副作用の対処は迅速に

まとめ

小児のPCAを安全に効果的に行うポイントを表3に示した。小児も成人と同様に鎮痛がなされるべきであり，そのひとつの方法としてPCAは有用な方法である。

◆◇◆◇◆◇◆　参考文献　◆◇◆◇◆◇◆

1) Lloyd-Thomas AR, Howard RF. A pain service for children. Paediatr Anaesth 1994；4：3-15.
2) Morton NS. Prevention and control of pain in children. Br J Anaesth 1999；83：118-29.
3) American Academy of Pediatrics, American Pain Society. The assessment and management of acute pain in infants, children and adolescents. Pediatrics 2001；108：793-7.
4) Berde CB, Sethna NF. Analgesics for the treatment of pain in children. N Engl J Med 2002；347：1094-103.
5) Rodgers BM, Webb CJ, Stergios D, et al. Patient-controlled analgesia in pediatric surgery. J Pediatr Surg 1988；23：259-62.
6) Berde CB, Lehn BM, Yee JD, et al. Patient-controlled analgesia in children and adolescents：a randomized, prospective comparison with intramuscular administration of morphine for postoperative analgesia. J Pediatr 1991；118：460-6.
7) Pounder DR, Steward DJ. Postoperative analgesia：opioid infusions in infants and children. Can J Anaesth 1992；39：969-74.
8) 三川孝子. 小児の精神発達と麻酔. 岩井誠三監修. 三川　宏, 鈴木玄一編集. 小児麻酔ハンドブック. 東京：南江堂；1994.
9) David J Steward著, 宮坂勝之, 山下正夫共訳. 小児麻酔患者の情緒・心理面. 小児麻酔マニュアル. 第4版. 東京：克誠堂出版；1997.
10) McGrath PJ, Johnson G, Goodman JT, et al. CHEOPS：A behavioral scale for rating postoperative pain in children. Adv Pain Res Ther 1985；9：395-402.
11) Krechel SW, Bildner J. CRIES：A new neonatal postoperative pain management score. Initial testing of validity and reliability. Paediatr Anaesth 1995；5：53-61.
12) Krane EJ, Jacobson LE, Lynn AM, et al. Caudal morphine for postoperative analgesia in children：A comparison with caudal bupivacaine and intravenous morphine. Anesth Analg 1987；66：647-53.
13) Wong DL. Whaley and Wong's essentials of pediatric nursing. 5th ed. St. Louis：Mosby-Year Book；1997.
14) Pybus DA, Torda TA. Dose-effect relationship of extradural morphine. Br J Anaesth 1982；54:1259-62.
15) White PF. Use of patient-controlled analgesia for management of acute pain. JAMA 1988；259：243-7.
16) Jamison RN, Taft K, O'Hara JP, et al. Psychosocial and pharmacologic predictors of satisfaction with intravenous patient-controlled analgesia. Anesth Analg 1993；77：121-5.
17) Peters JWB, Hoekstra IENGB, Abu-Saad HH, et al. Patient controlled analgesia in children and adolescents：a randomized controlled trial. Paediatr Anaesth 1999；9：235-41.
18) Bray RJ, Woodhams AM, Vallis CJ, et al. Morphine consumption and respiratory depression in children receiving postoperative analgesia from continuous morphine infusion or patient-controlled analgesia. Paediatr Anaesth 1996；6：129-34.
19) Bray RJ, Woodhams AM, Vallis CJ, et al. A double-blind comparison of morphine infusion and patient-controlled analgesia in children. Paediatr Anaesth 1996；6：121-7.
20) Tyler DC, Pomietto M, Womack W. Variation in opioid use during PCA in adolescents. Paediatr Anaesth 1996；6：33-8.
21) 近藤陽一, 宮坂勝之, 田中裕之ほか. 小児におけるPatient-Controlled Analgesia. 臨床麻酔

1994 ; 18 : 319-25.
22) 田中裕之, 弓削孟文. 小児の術後鎮痛とPCA. ペインクリニック 2000 ; 21 : 49-55.
23) 宮坂勝之, 近藤陽一, 田中裕之ほか. 日本の臨床を考慮したPCAポンプの開発. ナースプラスワン 1993 ; 3 : 108-12.
24) Pietropaoli JA, Keller MS, Smail DF, et al. Regional anesthesia in pediatric surgery : Complication and postoperative comfort level in 174 children. J Pediatr Surg 1993 ; 28 : 560-4.
25) Grant RP, Dolman JF, Harper JA, et al. Patient-controlled lumbar epidural fentanyl compared with patient-controlled intravenous fentanyl for postthoracotomy. Can J Anaesth 1992 ; 39 : 214-9.
26) Glass PSA, Estok P, Ginsbey B, et al. Use of patient-controlled analgesia to compare the efficacy of epidural to intravenous fentanyl administration. Anesth Analg 1992 ; 74 : 345-51.
27) Bozkurt P. The analgesic efficacy and neuroendocrine response in paediatric patients treated with analgesic techniques : using morphine-epidural and patient-controlled analgesia. Paediatr Anaesth 2002 ; 12 : 248-54.
28) de Leon-Casasola OA, Parker BM, Lema MJ, et al. Epidural analgesia versus intravenous patient-controlled analgesia. Differences in the postoperative course of cancer patients. Reg Anesth 1994 ; 19 : 307-15.
29) Strafforf MA, Wilder RT, Berde CB. The risk of infection from epidural analgesia in children : A review of 1620 cases. Anesth Analg 1995 ; 80 : 234-8.
30) Doyle E, Morton NS, McNicol LR. Comparison of patient controlled analgesia in children by i.v. and s.c. routes of administration. Br J Anaesth 1994 ; 72 ; 533-6.
31) Woodhouse A, Hobbes AFT, Mather LE, et al. A comparison of morphine, pethidin and fentanyl in the postsurgical patient-controlled analgesia environment. Pain 1996 ; 64 : 115-21.
32) Shafer SL, Varvel JR. Pharmacokinetics, pharmacodynamics, and rational opioid selection. Anesthesiology 1991 ; 74 : 53-63.
33) Caudle CL, Freid EB, Bailey AG, et al. Epidural fentanyl infusion with patient-controlled epidural analgesia for postoperative analgesia in children. J Pediatr Surg 1993 ; 28 : 554-9.
34) Cooper DW, Ryall DM, Desira WR. Extradural fentanyl for postoperative analgesia : predominant spinal or systemic action? Br J Anaesth 1995 ; 74 : 184-7.
35) Niemi G, Breivik H. Adrenaline markedly improves thoracic epidural analgesia produced by a low-dose infusion of bupivacaine, fentanyl, and adrenaline after major surgery. Acta Anaesthesiol Scand 1998 ; 42 : 897-909.
36) 田中裕之, 河本昌志, 弓削孟文. 小児の術後鎮痛におけるフェンタニルによるPCA－静脈内投与と硬膜外投与の比較－. Clin Pediatr Anesth 1999 ; 5 : 61.
37) McCann ME, Sethna NF, Mazoit JX, et al. The pharmacokinetics of epidural ropivacaine in infants and young children. Anesth Analg 2001 ; 93 : 892-7.
38) Morton NS, O'Brien K. Analgesic efficacy of paracetamol and diclofenac in children receiving PCA morphine. Br J Anaesth 1999 ; 82 : 715-7.
39) Montogemory C, McCormack J, Reichert C. Plasma concentrations after high dose rectal acetaminophen in children. Can J Anaesth 1995 ; 42 : 982-6.
40) Doyle E, Robinson D, Morton NS. Comparison of patient-controlled analgesia with and without a background infusion after lower abdominal surgery in children. Br J Anaesth 1993 ; 71 : 670-3.
41) Doyle E, Harper I, Morton NS. Patient-controlled analgesia with low dose background infusions after lower abdominal surgery in children. Br J Anaesth 1993 ; 71 : 818-22.
42) Dawson PJ, Libreri FC, Jones DJ, et al. The efficacy of adding a continuous intravenous morphine infusion to patient-controlled analgesia (PCA) in abdominal surgery. Anaesth Intensive Care 1995 ; 23 : 453-8.
43) Russel AW, Pwen H, Ilsley AH, et al. Background infusion with patient-controlled analgesia : Effect on postoperative oxyhaemoglobin saturation and pain control. Anaesth Intensive Care 1993 ; 21 : 174-9.
44) McNeely JK, Trentadue NC. Comparison of patient-controlled analgesia with and without nighttime mor-

45) Monitto CL, Greenberg RS, Kost-Byerly S, et al. The safety and efficacy of parent-/nurse-controlled analgesia in patients less than six years of age. Anesth Analg 2000；91：573-9.
46) Weldon BC, Connor M, White PF. Nurse-controlled vs patient-controlled analgesia following pediatric scoliosis surgery. Anesthesiology 1991；75：A935.
47) Broadman LM, Rice LJ, Vaughan M, et al. Parent-assisted"PCA"for postoperative pain control in young children. Anesth Analg 1990；70：S34.
48) 田中裕之，河本昌志，弓削孟文．Parent-Assisted PCAの経験．Clin Pediatr Anesth 1998；4：78.
49) 高橋孝雄，津崎晃一監訳．小児のセデーションハンドブック．東京：メディカル・サイエンス・インターナショナル；2002.
50) Wilson GA, Doyle E. Validation of three pediatric pain scores for use by parents. Anaesthesia 1996；51：1005-7.
51) Hutton P, Clutton-Brock T. The benefits and pitfalls of pulse oximetry. BMJ 1993；309：457-8.
52) Esmail Z, Montgomery C, Court C, et al. Efficacy and complications of morphine infusions in postoperative paediatric patients. Paediatr Anaesth 1999；9：321-7.
53) Cohen MM, Camron CB, Duncan DG. Pediatric anesthesia morbidity and mortality in the perioperative period. Anesth Analg 1990；70：160-7.
54) Watcha MF, White PF. Postoperative nausea and vomiting. Its etiology, treatment, and prevention. Anesthesiology 1992；77：162-84.
55) Busoni P, Sarti A, Crescioli M, et al. Motion sickness and postoperative vomiting in children. Paediatr Anaesth 2002；12：65-8.
56) van den Berg AA, Lambourne A, Yazji NS, et al. Vomiting after ophthalmic surgery. Effects of intra-operative anti-emetics and postoperative oral fluid restriction. Anaesthesia 1987；42：270-6.
57) Kontiniemi LH, Ryhanen PT, Valanne J, et al. Postoperative symptoms at home following day-case surgery in children：a multicentre survey of 551 children. Anaesthesia 1997；52：963-9.
58) Baines D. Postoperative nausea and vomiting in children. Paediatr Anaesth 1996；6：7-14.
59) Habre W, Wilson D, Johnson CM. Extrapyramidal side-effects from droperidol mixed with morphine for patient-controlled analgesia in two children. Paediatr Anaesth 1999；9：235-41.
60) Mackenzie N, Grant IS. Propofol for intravenous sedation. Anaesthesia 1987；42：3-6.
61) Tyler DC, Woodham M, Stocks J, et al. Oxygen saturation in children in the postoperative period. Anesth Analg 1995；80：14-9.
62) Kehlet H, Dahl JB. The value of"multimodal"or"balanced analgesia"in postoperative pain treatment. Anesth Analg 1993；77：1048-56.
63) Ready BL, Ashburn M, Caplan RA, et al. Practice guidelines for acute pain management in the perioperative setting. Anesthesiology 1995；82：1071-81.

（田中　裕之）

第8章
癌性疼痛

1. 癌の痛みの特徴

A 多様な原因

　癌の痛みの原因は多様である（表1）。多くは腫瘍が軟部組織や末梢神経を圧迫または浸潤することによって痛みを生じる。骨転移による椎体の圧迫骨折や長管骨の病的骨折，脳転移による頭蓋内圧亢進に伴う頭痛など，腫瘍の位置や大きさにより痛みは多様な形態をとる。

　また，手術や化学療法，放射線療法などの癌の治療によってもさまざまな痛みが生じる。術後創部痛をはじめ，術後肋間神経痛，幻肢痛などの手術に伴う神経損傷により，求心路遮断性疼痛が起こる場合もある。化学療法に伴う痛みとしては，難治性口内炎や末梢神経障害などがあげられる。放射線療法では，放射線性皮膚炎，食道炎，腸炎などがある。また，生活状況や全身状態が変化することに起因した痛みの原因として，食欲低下から便秘をきたしたときの腹部膨満や排便時の疼痛，長期臥床により，褥創による痛みや四肢硬直が問題とな

表1　癌の痛みの原因

1. 腫瘍による痛み
　　　原発巣によるもの：軟部組織浸潤，神経圧迫・浸潤
　　　転移巣によるもの：骨転移，臓器転移
2. 癌治療に関連した痛み
　　　手術：術後創痛，神経切断・損傷による求心路遮断性疼痛
　　　化学療法：難治性口内炎，末梢神経障害
　　　放射線療法：皮膚炎，食道炎，腸炎
3. 生活状況の変化や全身状態の変化に伴う痛み
　　　食欲低下：便秘による腹満，排便時疼痛
　　　長期臥床：褥瘡，四肢硬直
　　　体重減少による筋肉量減少：筋筋膜性疼痛

る。このように，癌性疼痛の原因はさまざまであり，適切な鎮痛薬の選択を考慮する必要がある。

B 多発的

終末期においては，癌による疼痛は多発的であることが多い。多臓器への転移や多発骨転移など全身に痛みが起こる場合がある。このような場合には，末梢神経ブロックなどの局所的なアプローチのみでは十分な鎮痛が得られないことも多い。

C 進行性

手術や化学療法，放射線療法などの治療によって癌の痛みの原因が除去ないし軽減されることもあるが，多くは終末期に向けて悪化する。このため，鎮痛薬の量は次第に増加する。

D 全身状態による影響

癌は消耗性疾患であり，その進行状態により患者の全身状態は一定ではない。たとえば，発熱が起きると，患者の疼痛感受性が増し，鎮痛薬の必要量が増加する。また，肝臓や腎臓などの障害は鎮痛薬の代謝に影響する[1,2]。悪液質は，低蛋白血症や大量の胸腹水をきたし，薬物動態に影響を与える[3]。また，イレウスなどの消化管の閉塞は，薬剤の経口投与を不可能にし，投薬ルートを変更する必要に迫られる。

E 精神状態や心理状態による影響

癌患者において，痛みのコントロールが不十分なとき，痛みがさまざまな精神的不安の原因となることが知られている[4]。また，不安を含めた精神的ストレスが，痛みの閾値を低下させ，痛みを増強する。たとえば呼吸困難感や全身倦怠感は，患者に死の恐怖を与え，せん妄や不穏状態の引き金になることもある。

2. 症 例

A イレウスで経口投与が不可能になったため PCA に移行した症例

【症例】43歳，男性

【診断】直腸癌

【主訴】左坐骨神経痛，左腰痛，左下肢浮腫

【経過】1997年10月直腸癌にて手術を受けた。1998年11月頃より，左大腿裏面に痛みを感じた。骨盤腔内左仙骨前面に局所再発を認めた。1999年2月から左坐骨神経領域に激痛が起こり，ペンタゾシン（ソセゴン®）（15 mg）筋注を1日2回と人工肛門からジクロフェナク（ボルタレン®）坐剤（25 mg）を1日2回使用しても疼痛コントロールが不十分となったため，同年3月2日，当科紹介受診となった。

【受診後経過】1日当たり硫酸モルヒネ徐放剤（MSコンチン®）（10 mg）2錠，分2の定期投与と，塩酸モルヒネ坐剤（アンペック®）（10 mg）1回1個を，1日4回のrescue投与により，初診から約1ヵ月間は，外来通院で良好に疼痛コントロールされていた。1999年3月30日イレウスとなり緊急入院となった。経口からの投薬は嘔気のため困難であり，入院当日より，経静脈的モルヒネPCA投与を開始した。設定は，持続投与 0.5 mg·hr^{-1}，1回当たりのrescue doseを2 mg，ロックアウト時間を20分とした。以後PCAを使用し，疼痛コントロールは良好に推移した。1日当たりのモルヒネ投与量は60〜100 mg·day^{-1}，rescue投与回数は4〜12回で推移し，腸管穿孔を起こし死亡するまでの2ヵ月間，良好に管理しえた。

本症例におけるPCAの利点

癌終末期においては，経口投与が困難になり，鎮痛薬の非経口的投与を考慮する必要に迫られることが多い。**表2**に経口投与が困難となる原因を示した。

表2　癌終末期に経口投与が困難になる原因

重篤な口内炎
消化管の通過障害
　　食道狭窄，イレウス，高度の便秘
消化管の機能的障害
　　胃潰瘍，下血，吐血（胃食道静脈瘤），放射線性腸炎，下痢
悪心・嘔吐
　　薬剤性，脳圧亢進
嚥下障害，誤嚥
意識障害，せん妄
強度の呼吸困難，咳嗽
全身衰弱
経口薬剤の大量投与

モルヒネの経口投与が困難になった場合，経口投与量の1/3〜1/2を静注量とすることが推奨されているが[5]，実際には鎮痛薬の至適量は個人差が大きく，痛みが消失する最低量が望ましい（**図**）。

過量投与は副作用発現の危険性を増大させる。また，モルヒネは免疫を抑制する可能性が

初めてモルヒネを投与する場合

持続投与量（mg・ml^{-1}）＝ 0.5

rescue dose 量（mg・time^{-1}）＝ 1.0〜2.0

ロックアウト時間（min）＝ 20

経口モルヒネを使用している場合

持続投与量（mg・ml^{-1}）
　＝（モルヒネ総投与量の 1/3〜1/2）÷24

rescue dose 量（mg・time^{-1}）
　＝持続投与量（mg・ml^{-1}）の 1〜2 時間量

ロックアウト時間（min）＝ 20

増量する場合

持続投与量（mg・ml^{-1}）
　＝（前日 24 時間モルヒネ総投与量）÷24

rescue dose 量（mg・time^{-1}）
　＝持続投与量（mg・ml^{-1}）の 1〜2 時間量

図　モルヒネ PCA プロトコール例

示唆されており[6]，この点からも過量なモルヒネ投与は望ましくない．患者が痛みを感じれば rescue を投与し，痛みが消失すればそれ以上投与量が増加しない PCA は，患者が必要とする最低限の量が投与されるという点で望ましい投与法である．

B　PCA と鎮痛補助薬の併用により良好な疼痛コントロールができた症例

【症例】39 歳，男性
【診断】精巣腫瘍，第 1 胸椎転移，第 6 胸髄脊髄損傷
【主訴】両上肢の痛みとしびれ
【経過】1984 年 7 月精巣腫瘍にて手術を受けた．2001 年 6 月第 1 胸椎椎体転移に対し，椎体全摘術を行った．2002 年 1 月第 6 胸椎以下の脊髄損傷と，第 1 胸椎局所再発により，両上肢にしびれを伴う痛みが出現した．IVH より，塩酸モルヒネ 240 mg・day^{-1} の持続静注，rescue として塩酸モルヒネ 5 mg を 1 日 4〜5 回筋注しても疼痛コントロールが不十分なため，2002 年 1 月 23 日当科紹介受診となった．

【受診後経過】塩酸モルヒネ5 mgの筋注により短時間ではあるが除痛されたことから，モルヒネ投与量が少ないものと判断した。モルヒネの至適投与量を緊急に決定することを目標としPCAを開始した。患者には，痛みを感じればできるだけPCAを使用するように説明した。IVHメインルートからの塩酸モルヒネ240 mg・day^{-1}の投与は継続し，側管にPCAを接続した。1回当たりのrescue doseを持続投与量の1時間量である10 mgとし，ロックアウト時間を20分に設定して開始した。24時間後までのrescue使用量は，22回220 mgであったため，翌日からのIVH持続投与量を400 mg・day^{-1}に増加させ，1回当たりのrescue doseを20 mgに変更した。その後，rescue投与回数は徐々に減少し，5日間で0になった。疼痛コントロールは良好であったが，残存した手のしびれ感に対し，塩酸メキシレチン（メキシチール®）300 mg・day^{-1}を併用したところ，しびれ感は軽減した。その後，眠気を訴えたため，塩酸モルヒネの持続静注量を50 mgずつ300 mg・day^{-1}まで減量した。その間の2週間のrescue投与の回数は1日0～2回であり，疼痛コントロールは良好であった。肺転移による低酸素が原因と考えられる，突然の不穏と呼吸困難感を訴えたため，塩酸クロミプラミン（アナフラニール®）50 mg・day^{-1}とミダゾラム（ドルミカム®）20～40 mg・day^{-1}，塩酸ケタミン（ケタラール®）200～400 mg・day^{-1}を併用した。ミダゾラムと塩酸ケタミンは，夜間の投与速度を1.5倍程度に増加することにより睡眠は確保された。日中もほぼ意識清明でPCAのrescue投与回数は1日1～5回でペインコントロール可能であった。その後，イレウス状態が悪化し，腹痛を訴えた。塩酸モルヒネの持続投与量を400 mg・day^{-1}としたにもかかわらず，rescue投与の回数は1日10回200 mg前後となったが，ミダゾラム140 mg・day^{-1}，塩酸ケタミン1,400 mg・day^{-1}に増量することにより死亡2日前まで，家族とのコミュニケーションがとれ，疼痛コントロールは良好であった。

1）本症例におけるPCAの利点

癌による痛みの大きな問題点のひとつに，突発的な痛みの増加（break through pain）が起こる可能性があげられる[7]。患者は昼夜を問わず常に「いつ痛みが起こるか」という強い恐怖感に悩まされる。PCAは，患者が望むときに患者の手で鎮痛薬が投与できる方法であり，患者によって自立的にrescueが投与される。皮下あるいは静脈内投与であれば効果発現時間も短く，患者は疼痛を感じる時間が短時間ですむ。必要ならば，繰り返しボタンを押し，疼痛が除去されるまでrescue投与を反復して行える。このため，痛みの原因が急激に悪化した場合にも対応が可能である。

2）本症例における問題点

モルヒネが効きにくい痛みとして知られる脊髄損傷などの神経因性疼痛でも，鎮痛補助薬を併用することにより疼痛コントロールが良くなることが多い。本症例でも，PCAにより痛みがコントロールされた後に残存した手のしびれに対し，塩酸メキシレチン300 mg・day^{-1}を併用したところ，モルヒネ投与量を減量できた。また，不穏と呼吸困難感に対しては，塩酸

クロミプラミンとミダゾラムおよび塩酸ケタミンを併用し，死の直前まで症状のコントロールが可能であった。このように鎮痛補助薬を併用することで，モルヒネ必要量が減少する場合があるが，PCAでは，rescue投与の回数が減少し，鎮痛補助薬の効果が確認できる。PCAのrescue投与回数の推移は，併用している鎮痛薬や化学療法，放射線療法の効果を判定するのに有効である。

C PCAによるモルヒネ持続皮下注を行った症例

【症例】72歳，女性
【診断】肝細胞癌，第3腰椎骨転移
【主訴】腰痛，両下肢しびれ感
【経過】1983年C型慢性肝炎を指摘された。2002年11月腰痛と両下肢のしびれ感を自覚し，精査の結果，肝細胞癌と第3腰椎骨転移が判明した。12月24日腰椎骨転移に対し，放射線療法を目的に内科入院となった。痛みはブプレノルフィン坐剤（レペタン®）（0.2 mg）1日2個の使用により良好にコントロールされていた。2003年1月，放射線療法開始後，めまいと嘔吐が出現した。嘔吐と全身倦怠感が強く，照射は計4回で中止となった。その後，ブプレノルフィン坐剤による疼痛コントロールが不十分となったため，塩酸モルヒネ坐剤（アンペック®）（10 mg）3 T·day^{-1}を開始した。しかし，脊髄損傷により膀胱直腸障害をきたし，坐剤が使用できなくなった。このため当科紹介受診となった。

【受診後経過】患者本人の強い希望により，静脈ルートを確保せずに治療を行うこととした。このため，持続皮下注によるモルヒネPCAを開始した。27G翼状針を前胸部に留置し，設定は，持続投与1.0 mg·day^{-1}，1回当たりのrescueを2 mg，ロックアウト時間を20分とした。PCA開始翌日から，痛みの軽減とともに嘔気もなくなり，1日当たりのrescue投与は4～7回前後で痛みのコントロールは良好となり，夜間良眠できるようになった。施行5日目にモルヒネ総投与量15 mlで刺入部の発赤を認めた。翼状針を抜去した際に，入浴を行った。6日目からは，痛みはないものの全身倦怠感が出現し，10日後からは意識混濁がみられ，食欲が低下し，ほとんど水分もとれなくなった。PCA開始後，13日目に死亡した。

1）本症例でのPCAの利点

持続皮下注によるモルヒネPCAは，静脈ルートを確保していない場合に有効な方法である。胸部や腹部など血流のよい体幹部の皮膚に，27Gの翼状針を透明なドレッシングテープで刺入部が観察できるように固定する。1日の投与量が20 mlを超えなければ，通常3～7日間は針を交換することなしに持続投与することが可能である。この方法は，患者自身や家族でも針の差し換えが可能であり，針を抜き入浴することもできる。静脈ルートのない患者の在宅での疼痛コントロールに用いることも可能である。

2）持続皮下注における注意点

投与量が多くなると皮下からの吸収ができなくなるため，針の刺入部に発赤や腫脹が生じる。注入時に痛みを感じるようになれば針を差し換える必要がある。このため1日の総投与量が 200 mg を超えるようなモルヒネ投与が必要な患者では，4％塩酸モルヒネ注射液（40 mg・ml^{-1}）を用いるとよい。ただし，高濃度のモルヒネは，炎症を起こしやすいので刺入部の発赤や痛みに注意する[8]。

D 硬膜外 PCA を行った症例

【症例】65歳，男性
【診断】甲状腺癌，第5腰椎骨転移
【主訴】左下肢の痛み
【経過】甲状腺癌で甲状腺全摘術を受けた約1年後から，腰背部痛と左下腿の痛みとしびれを自覚した。精査の結果，第5腰椎椎体後方に脊柱管を圧迫する転移巣が確認された。椎体全摘術を目的に当院整形外科転院となった。前医にて硬膜外チュービングが行われ，0.25％ブピバカイン（マーカイン®）1.5 ml・hr^{-1}の持続投与に加え，1日4回（1回3 ml）の定時追加投与と疼痛増強時1回3 ml の rescue 投与が行われていた。この設定によっても，体動時痛の疼痛コントロールは不十分であったため，当科紹介受診となった。

【受診後経過】硬膜外ブロックの持続投与と疼痛増強時の rescue 投与による PCA とした。設定は，0.25％ブピバカイン 2.0 ml・hr^{-1}の持続投与と1回4 ml の rescue 投与，ロックアウト時間は1時間と設定した。PCA への変更翌日より，rescue 投与回数は1日当たり2～4回，1日総投与量は 56～72 ml となり，下肢のしびれ感を感じるものの体動時痛はなくなり，椎体全摘術を施行するまでの約2週間，良好に疼痛コントロールが行えた。

1）本症例における PCA の利点

癌による椎体転移が脊髄損傷を起こすことは多く，その痛みは激烈であり，コントロールに難渋することが多い。脊髄損傷による痛みは，不全脊損では強く，完全脊損に進行すると痛みはむしろ軽くなることがある。不全脊損の時期に硬膜外ブロックを使用できれば効果的な鎮痛を行うことができる。

2）本症例における注意点

癌による脊髄損傷の場合には，疼痛の原因となる部位に局所麻酔薬が広がりにくいことがある。このような場合には，鎮痛の効果が不十分となり，鎮痛したい分節の上下の分節で運動障害や知覚障害が強くなることがあるので注意が必要である。また，PCA を用いて局所麻酔薬を用いた硬膜外ブロックを行う場合には，rescue の注入速度により効果範囲が異なるので，rescue の設定を行うときには，注入速度に気をつける。3 ml の注入に5分以上の時間の

かかる機種もあり，こういった注入時間に時間がかかる機種では，投与量を多めに設定する必要があるかもしれない．また，局所麻酔薬の硬膜外注入では，注入後の血圧低下や運動神経麻痺が起こる可能性もあり，rescue投与後の安静についても患者に事前に説明しておく必要がある．

E　PCAで大量のモルヒネを使用しながら在宅療養を行った症例

【症例】71歳，男性
【診断】尿管腫瘍，腹腔内多発転移，坐骨神経浸潤
【主訴】下腹部および右下肢の痛み
【経過】当院泌尿器科で右尿管腫瘍の腹腔内多発転移と坐骨神経浸潤を指摘され，化学療法を行った．硫酸モルヒネ徐放剤 40 mg・day^{-1} の内服で除痛が得られないため，当科に紹介受診となった．

【受診後経過】塩酸トラゾドン（デジレル®）の併用と放射線治療の開始により約2ヵ月間は，硫酸モルヒネ徐放剤（MSコンチン®）30 mg・day^{-1} で鎮痛可能であった．骨盤腔内の腫瘍の増大に伴い，右下肢痛が増強したため，rescueとして塩酸モルヒネ坐剤（アンペック®）を使用した．経過とともにモルヒネ投与量は増加し，総投与量は 330 mg・day^{-1} となった．放射線治療約6週後から，放射線性腸炎による下痢のため，経口摂取と坐剤による薬剤投与が不可能になった．このため静注によるモルヒネPCAを開始した．以後3ヵ月間，モルヒネのIVHメインルートからの持続投与量は 600 mg・day^{-1} を超え，rescue doseの総量も 150 mg・day^{-1} となったところで安定した疼痛コントロールが得られるようになった．このころ，主治医から，積極的な治療法がなく今後は疼痛コントロールを中心とした治療になることが説明され，患者および患者家族は在宅での療養を希望した．このため在宅でのモルヒネPCAを行うこととした．毎日のIVH輸液内にモルヒネを混注することは在宅では困難であったため，700 mg・day^{-1} のモルヒネ投与をすべてPCAで行うことになった．PCA用の薬液リザーバーでは用量が少なく頻繁な追加が必要なため，IVH用の回路を用い，生理食塩水のソフトバッグに塩酸モルヒネ 500 ml を詰め替えて，約7日間交換なしに使用できるようにした．死亡までの約1.5ヵ月間，在宅にて良好に疼痛コントロールを行えた．

1）本症例における問題点

PCAによるモルヒネ使用量が多くなった患者が在宅でPCAを行う場合，薬液の追加が問題となる．モルヒネ注射剤のアンプルあるいはプレシリンジド塩酸モルヒネ注射液（プレペノン®）を直接患者へ交付することは認められておらず，タンクやシリンジに詰めて交付し，往診により医師や訪問看護師が交換を行う必要がある[8,9]．本症例では，訪問看護センターの看護師の協力を得て，在宅IVHおよびPCAの管理を行った．モルヒネ投与量および残量の確認，

バッグの交換，電池交換，IVHラインの穿刺部位の消毒，輸液ラインや高カロリー輸液の交換などを訪問看護師が行い，定期的に報告を受けた．患者の家族は，2週間に1度モルヒネを受け取りに来院した．モルヒネは500 mlバッグ2個に詰めて渡した．前回のバッグは残量を確認し，回収した．残液の一部は培養検査を行ったが，菌は検出されなかった．

2) 大量モルヒネ投与を行う方法

モルヒネ持続静注によるPCAでは，1日の総投与量が多くなったとき，PCAのリザーバータンクへの追加が頻繁になる場合がある．こういった場合には，持続投与量分をIVHのメインルートの輸液に混和すれば，PCAはrescue投与分のみとなり，頻繁に追加する必要はなくなる．また，4％モルヒネ注射液を用いてもよい．ただし，患者によってモルヒネ濃度が異なることは，投与設定ミスなどの医療事故につながることがあり，十分な注意が必要となる．また，持続投与分をフェンタニル持続貼付剤（デュロテープ®）に変更することも可能である．

今回の症例では，在宅で投与を行うため，できるだけ感染の機会を減らす目的で輸液バッグに1％のモルヒネを詰め替えて使用した．最近のPCAポンプには，リザーバーバッグが比較的大用量（250 ml程度）に対応したものや，輸液バッグに直接穿刺できるルートを接続できるものがあり，これらを利用すれば，比較的容易に大量使用の患者に対応できる．

F 頻繁にrescue投与が行われた症例

【症例】42歳，女性
【診断】乳癌，局所再発，皮膚浸潤
【主訴】左胸部から肩にかけての皮膚転移によるつっぱり感と圧迫されるような痛み
【経過】2000年3月27日，左乳癌により定型的乳房切断術施行．同年9月頃から左上肢のリンパ性浮腫が増強し，胸部から肩にかけての疼痛が出現したため，硫酸モルヒネ徐放剤（MSコンチン®）を開始した．痛みに応じて増量したが，硫酸モルヒネ徐放剤（60 mg）10T（3T-3T-4T，8時間ごと1日量600 mg），ジクロフェナク坐剤（ボルタレン®坐剤）（50 mg）1日3個の投与を行っても疼痛コントロールが不十分なため，10月24日に当科紹介受診となった．

【受診後経過】カルバマゼピン（テグレトール®）（200 mg）1T・day^{-1}と，塩酸イミプラミン（トフラニール®）（10 mg）3T・day^{-1}の鎮痛補助薬を追加し，ジクロフェナク（ボルタレン®）坐剤（50 mg）3T・day^{-1}をrescueとして使用した．鎮痛補助薬追加後，いったんは良好な疼痛コントロールを得ていたが，徐々に頸部の腫脹が進み上気道閉塞による呼吸困難が進行したため，薬剤の経口投与ができなくなった．このため，塩酸モルヒネ300 mgをIVH内に混和し，24時間のモルヒネ持続静注を開始した．同時にrescueとして，側管からモルヒネPCAを併用した．設定は，rescue 1回当たり15 mg，ロックアウト時間20分にて開始した．患者は皮膚転移による痛みと頸部の腫脹に伴う上気道閉塞に起因した強い呼吸困難に対し，

rescue を使用した．rescue 投与の回数は1日20～50回に達し，1日当たりのモルヒネ総投与量は1,150 mg・day^{-1} となった．「PCAを使用する以前は，何か用事があればナースコールを押して，看護師を呼んでマッサージなどをしてもらっていたが，PCAを使用してからは，看護師の訪室回数が減った」と不満を訴えた．塩酸クロミプラミン（アナフラニール®）50 mg・day^{-1} の静注と訪室回数を増やすことにより，PCAのrescue 投与の回数は1日20回程度でコントロールされるようになった．さらに呼吸困難感が増強したため，ミダゾラム（ドルミカム®）90 mg・day^{-1}，塩酸ケタミン（ケタラール®）900 mg・day^{-1} を併用した．この状態で呼びかけにより覚醒し，PCAのrescue 投与回数は1日10回以内となった．ミダゾラムと塩酸ケタミンの投与を開始後，2週間で死亡した．死亡前日までPCAは使用されていた．

本症例での問題点

PCAは患者が自立的に鎮痛薬を投与するシステムであるが，使用する鎮痛薬がその痛みに対して有効でない場合は，rescue を使用しても効果が低いことがある．本症例でも，rescue が多いのは，広範囲の皮膚浸潤，腕神経叢浸潤による疼痛でモルヒネの効きにくい痛みであると考えていた．ところが患者は，PCAを導入することにより，看護師の訪室の機会が減ったことに対して不満を訴えた．医療者側の問題点として，PCAを用いることにより，患者自身で疼痛コントロールができることを過信し，実際の患者のニーズが痛みを取ること以外にスキンシップを望んでいた点に気づかなかったことを反省させられた．抗うつ剤の使用と訪室回数を増やすことによりrescue 投与の回数は減少した．

患者がPCAをうまく使いこなせるかどうかは，患者の性格にも左右される．痛みを我慢する傾向の強い患者は，rescue をなかなか使用せず，rescue 投与回数で至適投与量を推測し，早期に至適量に増量することが困難である．このような患者には，痛みの評価をするのが患者自身であること，痛みが消失する量が至適量であること，副作用はコントロールできることを説明し，積極的にrescue を使用するように指導することが重要である．また一方，十分に痛みのコントロールがなされておらず，痛みに対し恐怖感をもつ患者では，次にくる痛みに対し過剰に反応し，rescue を必要以上に使用してしまうこともある．しかしながら，癌性疼痛で使用している場合は，比較的長期間使用することが多いため，使用している間に徐々に使用に慣れてくる場合が多い．ただし，終末期においてせん妄や意識障害の強い場合や，意識レベルが低下した状態の患者では，患者自身でPCAボタンを押せない状態が起こりうる．このような場合は，患者のバイタルサインの変化や表情などを参考に，看護師や家族がrescue 投与することも広義の意味でのPCAと考えてよい．

3. 癌性疼痛におけるPCA装置の条件（表3）

第1に，持続投与量とrescue の投与量がそれぞれに可変的である必要がある．これは，患

者により，また痛みの原因によりきめ細かな設定を行うためには欠かせない点である。

第2にrescue投与の追加装置は患者が使いやすいものであることが重要である。できればナースコールのプッシュボタンのような，リモートコントロール式のデバイスがついた装置が望ましい。

表3　癌性疼痛におけるPCA装置の条件
1. 持続投与量，rescue doseの設定が可変的である
2. 患者が使いやすいrescue dose追加装置
3. 大容量のリザーバータンク
4. 操作・設定がシンプル

第3にリザーバータンクの容量が大きいものが望ましい。終末期に向けてモルヒネ量は増大し，1日投与量が1,000 mgに達する症例もあり，頻繁なrescue投与があった場合，週末や夜間に薬剤がなくなる不安を与えないためにも，薬剤の残量のチェックは欠かさない注意が必要である。ただし，装置自体の重量が重くなるため，活動性が保持されており，動き回れる患者では，持ち運びやすいことにも配慮する。

第4に操作・設定が煩雑でないことが重要である。患者が24時間使用する装置であるため，メインテナンスが容易でシンプルな操作性の装置がよい。在宅療養で使用するとすれば，さらにこういった点に注意をして機種を選択すべきである。

4. 癌性疼痛管理にPCAを運用するうえでの注意点

A　患者側の注意点

PCAを使用する以前の段階では，鎮痛薬の使用はできるだけ避けるほうがよいと考える患者は多い。また，持続投与量が増加していくことに対し不安感を感じる者もいる。このため，rescueの使用に積極的ではない場合がある。患者自身による自立的な鎮痛薬投与は，患者の人間性を回復し，生活上に生じていた痛みによるQOLの低下を改善することを可能にする。回診などを通じて患者の訴えを十分に聞き，不安や不満を解消し，十分な量の鎮痛薬を使用することが必要であることを説明する。

B　看護スタッフの注意点

患者と24時間接する立場の看護スタッフは，鎮痛に対する意識はより高い。日常生活上の疼痛の変化やrescueの使用状況，副作用の経過，患者の満足度などの情報を収集し，医師に伝える必要がある。また，突発的なアラームに対する対処や電池交換などは，簡単なマニュアルをつけておくことで十分看護スタッフで対応は可能である。

ただし，終末期の緩和ケアにおいては，疼痛管理は一部分であり，患者の訴えは多様であ

る点を踏まえ，より積極的にケアに関わる姿勢が望まれる。

C 医師側の注意点

　終末期患者は短期間のうちに状態が変化しやすい。このため回診を行い，全身状態の把握に努めることが重要である。PCAの設定の変更や，鎮痛補助薬の効果および副作用の確認を行い，患者の訴えに対し迅速に対応することが必要である。このためにも，専属のチームを組織し対応するのが望ましい。

まとめ

　PCAを用いた鎮痛薬投与は，癌性疼痛を管理していくうえでたいへん優れた方法であり，今後の普及が期待される。

◆◇◆◇◆◇◆　参考文献　◆◇◆◇◆◇◆

1) Tiseo PJ, Thaler HT, Lapin J, et al. Morphine-6-glucuronide concentrations and opioid-related side effects: a survey in cancer patients. Pain 1995；61：47-54.
2) 下山直人，高橋秀徳，下山恵美．モルヒネの使い方．ペインクリニック 2002；23：1633-40.
3) 日本緩和医療学会がん疼痛治療ガイドライン作成委員会編．第3章第1節．Evidence-Based Medicineに則ったがん疼痛治療ガイドライン．東京：真興交易（株）医書出版部；2000. p.33-4.
4) 堀川直史．サイコオンコロジー：最近の進歩　がん患者の不安とその対応．緩和医療 2000；2：34-43.
5) 日本緩和医療学会がん疼痛治療ガイドライン作成委員会編．第3章第4節．Evidence-Based Medicineに則ったがん疼痛治療ガイドライン．東京：真興交易（株）医書出版部；2000. p.54.
6) 倉石　泰．疼痛に関する基礎研究の進歩　癌性疼痛および腫瘍の増殖・転移とモルヒネ．日本臨牀 2001；59：1669-74.
7) 武田文和．オピオイドと痛みの基礎　オピオイドが奏効する痛み．鎮痛薬・オピオイドペプチド研究会．オピオイドのすべて．東京：ミクス；1999. p.17-24.
8) 佐藤　智，日下　潔．Patient Controlled Analgesia（PCA）の現状と展望　癌性疼痛とPCA．ペインクリニック 2000；21：39-48.
9) 伏見　環．医療用麻薬の適正管理について．厚生省医薬安全局オピオイド研究会．モルヒネの適性使用推進のために．東京：ミクス；1998. p.213-25.

〈喜多　正樹〉

第9章 PCAの普及にあたって

はじめに

　欧米では，1990年代に入り，patient-controlled analgesia（PCA）が広く普及し，術後鎮痛だけでなく，無痛分娩や緩和医療の日常臨床にも応用されてきた[1〜3]。一方，わが国ではPCAの普及は遅れており，ようやく1998年に術後疼痛研究会のなかにPCA部門が設けられ，その後，PCA研究会としての活動が行われてきた[4]。まず，わが国におけるPCAの現状分析をする必要性から，1999年に術後疼痛研究会への参加施設を対象としてPCAに関するアンケート調査が行われた[5]。その後の数年間において，わが国での麻酔関連学会におけるPCAに関する演題数も着実に増えており，医療従事者，特に麻酔科領域においては，PCAの概念の理解は広く普及したと思われる。そこでこの数年間に，PCAの使用状況がどのように変化したかを知ることにより，今後，PCAを普及させていくための戦略がみえてくると思われる。こうして2003年度において，1999年度に初回調査をお願いした施設に，再度PCAに関するアンケートを依頼した。本章ではこれらのアンケート調査結果から浮き彫りにされた，わが国のPCAの現況と問題点に触れ，これをもとに，今後PCAを普及させていくための対策について述べたい。

1. わが国における patient-controlled analgesia（PCA）の現状

A　PCAの使用状況（図1）

　1999年の調査施設（42施設）のうち88％（37施設）の施設からの回答が得られ，このような高い回答率から，同一施設での使用状況の変化を知るには十分な調査結果となった。PCA

1999年（42施設）　　　　　　　　2003年（37施設）

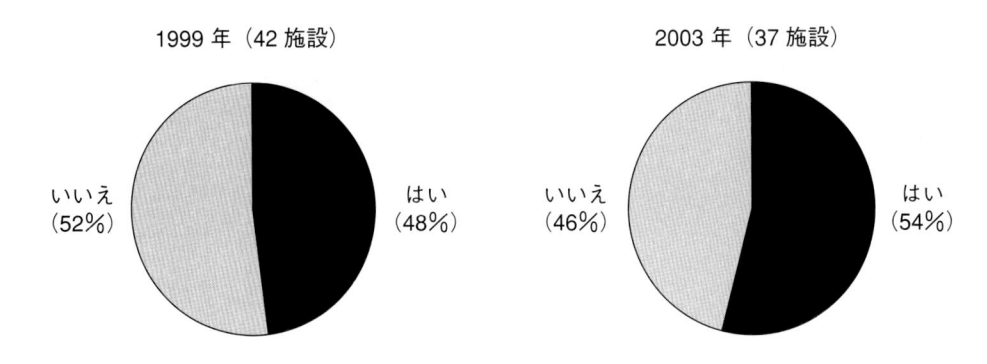

いいえ（52%）　はい（48%）　　いいえ（46%）　はい（54%）

図1　PCAの日常臨床使用

の日常臨床使用は54％の施設で使用されるようになり，前回の48％に比べ若干ではあるが，確実に増加傾向を示した（**図1**）．また今回の調査で，近い将来にPCAを導入予定と回答した施設が2施設（5％）あり，これらを加えると60％近くの施設でPCAが行われていることになる．しかし前回・今回ともに，アンケート調査が術後疼痛管理に関心の高い施設を中心に行われたことを考慮に入れると，一般的には，まだまだPCAの普及が十分ではないことを示している．一方，前回，PCAを行っていると回答した施設のなかで，PCAを行わなくなった施設はなく，いったんPCAが導入され軌道に乗れば，医療者だけでなく患者や家族を含めて，ルーチンの方法としてPCAが選択され続けるものと推察された．

B　PCAを使用しない理由（図2）

PCAを使用していない施設が，使用しない主な理由としてあげたものは，1999年に比べ，PCA精密機器の価格，安全性・信頼性に対する問題が減少し，その分，マンパワー不足，PCAの不必要性（代替の鎮痛方法で十分満足できる結果が得られる），外科医側の無理解などの理由が相対的に増加した．ここ数年，PCA機器の精密性が進歩し，日常臨床に使用できる多種類の比較的安価な機種が各社から発売されるようになった．また個々の機器の使用方法も医療者側にもよく理解されるようになり，こうしたPCA機器への医療者側からの信頼感が増していることを示している．PCA機器に対する不安・不満が減少した結果，PCAを使用しない理由として，医療者のマンパワー不足や外科医の無理解などが主な理由となった．重要なことは，PCAは本来，医療者のマンパワー不足を補うことが可能な方法であり，また疼痛に速やかに対処することで，患者の鎮痛のみならず，全身状態の改善，満足度の向上が期待でき，最終的には外科系医師にとっても福音となる方法と思われることである．すなわち，PCAを導入することで解消される可能性のあるマンパワー不足，外科医の無理解などが，導入にあたって障害となるという二律背反を有していることである．

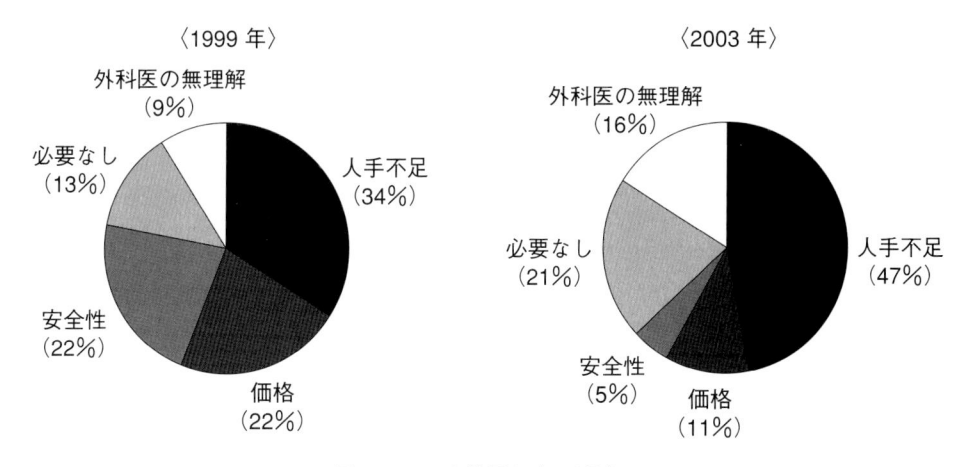

図2 PCAを使用しない理由

〈1999年〉
- 外科医の無理解（9%）
- 必要なし（13%）
- 安全性（22%）
- 価格（22%）
- 人手不足（34%）

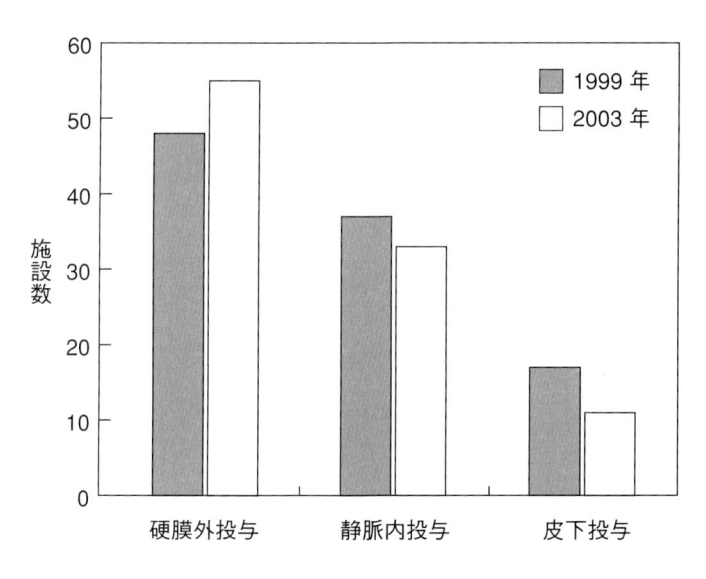

〈2003年〉
- 外科医の無理解（16%）
- 必要なし（21%）
- 安全性（5%）
- 価格（11%）
- 人手不足（47%）

図3 PCA使用時の薬剤投与経路

C　PCA使用時の薬剤投与経路（図3）

前回，今回の調査とも硬膜外，静脈内，皮下投与の順の頻度で用いられ，大きな差はなかった。これはわが国で行われている術後鎮痛を中心とする鎮痛方法自体には，ここ数年で大きな変化がないことを示している。麻酔科医を対象とした調査であるのと，術後鎮痛にPCAを用いている施設がほとんどであることから，この順となったと思われる。

D　投与薬剤の種類（図4）

投与薬剤は，いずれの投与経路によってもモルヒネが最も多く，大きな差はなかった。図

122　各論

〈1999年〉　　　　　　　　　　　　　　〈2003年〉

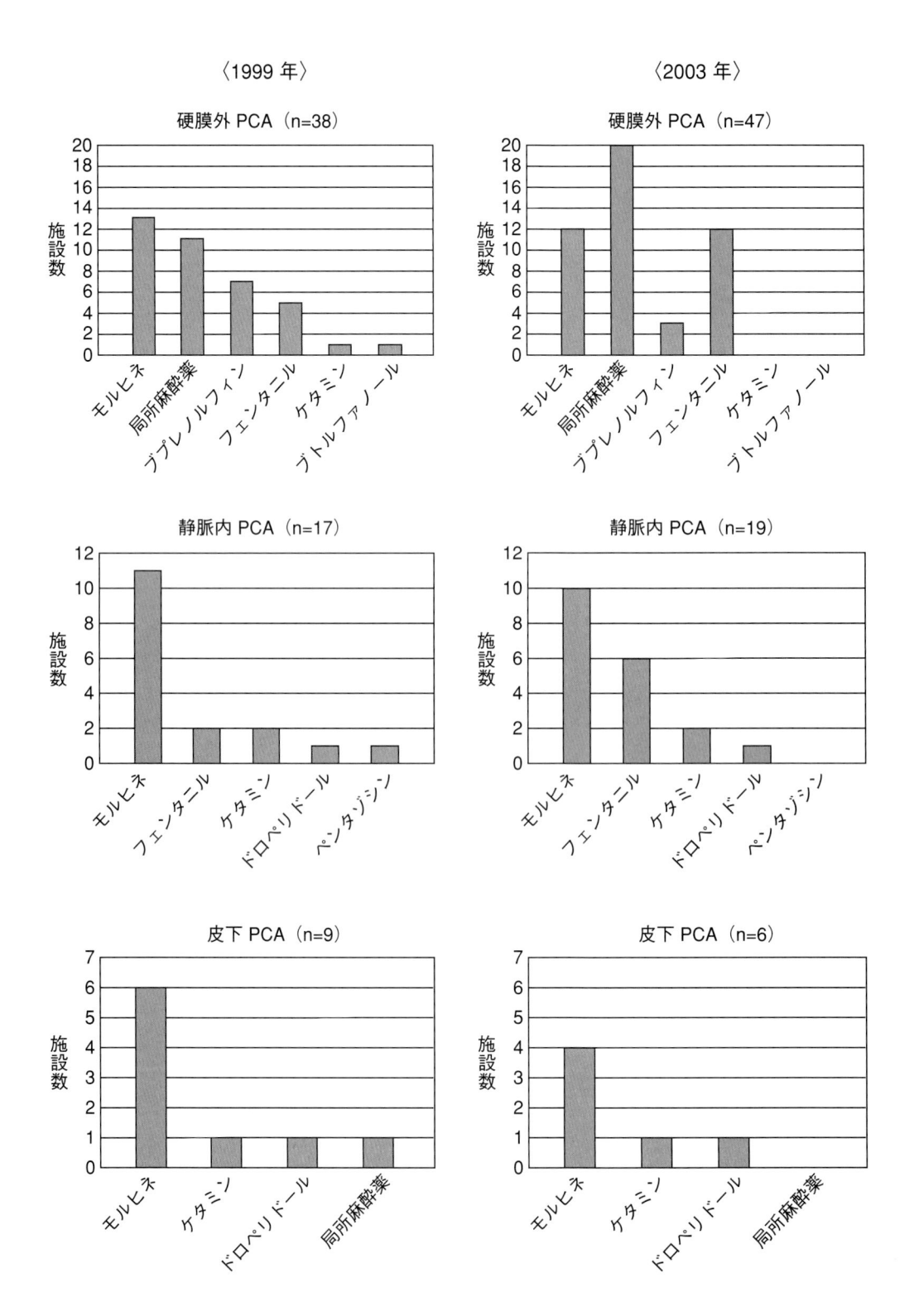

硬膜外 PCA（n=38）　　　　　　　　　硬膜外 PCA（n=47）

静脈内 PCA（n=17）　　　　　　　　　静脈内 PCA（n=19）

皮下 PCA（n=9）　　　　　　　　　　皮下 PCA（n=6）

図4　投与薬剤

には示していないが，局所麻酔薬のなかではロピバカインが最も頻用されており，より安全で有用な薬剤が市販されると，ただちにPCA法として臨床使用されることが示された．今後新たな薬剤が開発・市販された場合も，PCAに取り入れられる可能性があると思われた．

E 看護師のPCA認知調査（図5〜7）

1999年の調査では無作為の20施設を選出し，そこで勤務する看護師99名を対象とし，PCAについてのアンケートがなされた．これを比較するために，今回，札幌医科大学附属病院看護師を対象とし，同様のアンケートを行った．またこれとは別に，当院周産期科にPCAによる無痛分娩を導入したので，その前後で看護スタッフ（看護師，助産婦）にPCAの有用性のアンケート調査を行った．看護スタッフのPCAに対する認知は前回の調査と比べてあまり変

1999年（n=99）　　　　2003年（n=34）

33%　具体的に知っている
36%　言葉だけ知っている
31%　知らない

39%　具体的に知っている
32%　言葉だけ知っている
29%　知らない

■ 具体的に知っている　■ 言葉だけ知っている　□ 知らない

図5　看護スタッフのPCAの認知度

PCA導入前　　　　PCA導入後

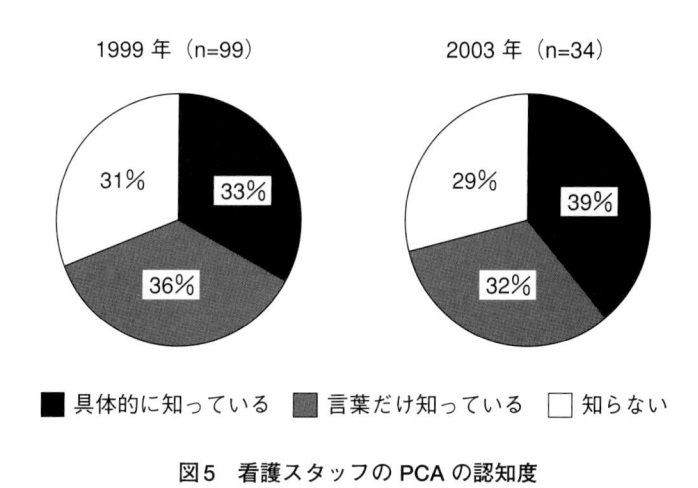

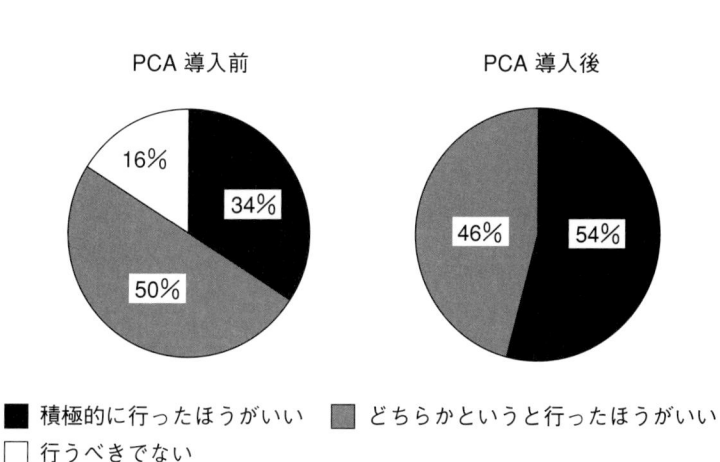

34%　積極的に行ったほうがいい
50%　どちらかというと行ったほうがいい
16%　行うべきでない

54%　積極的に行ったほうがいい
46%　どちらかというと行ったほうがいい

■ 積極的に行ったほうがいい　■ どちらかというと行ったほうがいい
□ 行うべきでない

図6　PCA導入による看護スタッフのPCAの評価

PCA 導入前　　　　　　　　　PCA 導入後

■ 患者自身　　■ 看護スタッフ・医師　　□ その他

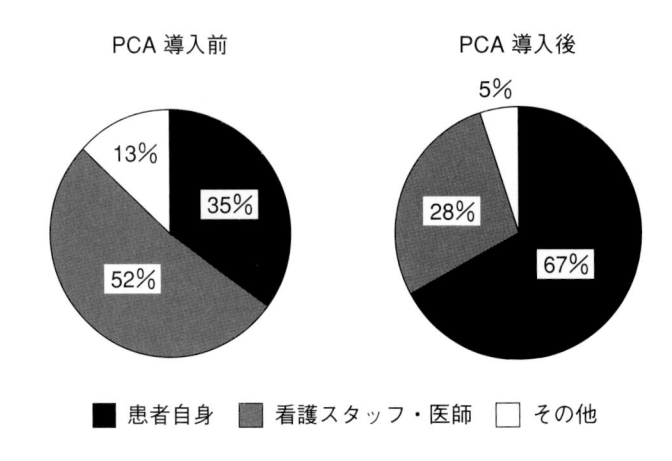

図7　誰がPCAの薬物を注入すべきか（看護スタッフによる評価）

化せず，まだまだPCA法に対する理解が少ないことが示された。またPCAの導入前の調査では，導入に賛成する看護スタッフは少なく，その理由としては，患者に管理させるのは危険，看護師の仕事が増える，との回答が多く，PCAに対する誤解や誤った印象によって導入に反対する傾向が示された（図6,7）。

　一方，いったんPCAを導入して一定期間過ぎると，PCAを有用と考える看護師が増え，PCAを行うべきと考える割合が増加した。さらに患者自身によって薬物を投与することに賛成の割合も増加した。こうして，いったんPCAが導入されて軌道に乗れば，患者自身が安全に鎮痛薬を投与でき，PCAが有用な鎮痛法であることが看護スタッフに理解してもらえることが示された。

2. わが国におけるPCAの問題点

A　アンケート調査から明らかになったわが国のPCAの問題点

　1999年から2003年までの4年間において，その普及率の増加から，PCAは着実に日常臨床に定着しつつあると思われる。しかしその普及率は術後疼痛管理など，PCAを使用する領域に関心のある施設においても50〜60％であり，まだまだ一般的な鎮痛方法にはなっていないことが示唆された。一方，今回の調査から，使用されている薬剤は多岐にわたり，PCAを用いている麻酔科医がPCAを使いこなし，さまざまな鎮痛方法の組み合わせに取り組み，PCAの利点や欠点にも精通していることが示された。他方，薬剤投与経路は硬膜外腔が最も多く，麻酔科医が中心となって術後鎮痛に主に用いられている現状を反映した結果と思われた。

　一方で，硬膜外腔からの投与経路が最も多いことから，バイタルサインの頻繁なチェックや，硬膜外カテーテル刺入部位の観察，あるいは麻酔域の判定などが必要となり，看護スタ

ッフに逆に負担となっている可能性もある。また静脈投与は確実な方法で，「いつでもどこでも誰でも」施行可能なPCA法であるが，注入量を厳密に保守する必要があり，PCA機器の誤動作によるリスクが潜在する。このため，硬膜外腔に比べ使用頻度が少ないものと思われた。

3. PCAの普及に向けた方策

A ともかく導入する

　マンパワー不足，不必要（他の方法で十分鎮痛可能），外科系医師の無理解など，さまざまな要因が絡み合ってPCAの導入を阻んでいることから，解決法は単純ではない。また看護師などの医療スタッフにおいては，PCAの概念や実際の具体的方法についての理解や認識はまだまだ不足しており，さらなる啓発活動が求められる。こうした現状において，PCAを導入するために院内の体制を確立するのは容易でない。そこで著者らは，まずは短期間でも，時間限定でもいいので，PCAを導入してみることが重要ではないかと考えている。勿論，この「試験導入」においては麻酔科医や看護スタッフの負担は一時的に増加するが，実際に患者がPCA機器を操作し，自ら鎮痛を得る体験をし，そうしたPCAの実際が医療スタッフの目に触れることが重要と考えている。百聞は一見に如かず，である。われわれの施設に無痛分娩にPCAを導入した際も，当初は導入に否定的であった看護スタッフが，産婦自らがポンプを押して鎮痛を得，笑顔で出産するのを目の当たりにして，PCA積極賛成派に転じた。こうして，たとえ試験的にせよPCAを行えば，PCAの利点を患者だけでなく，看護スタッフや外科系医師も容易に理解できるようになる。

B PCAを標準の鎮痛法とするために

　少数の医療スタッフの情熱だけでは，PCAを短期間導入できたとしても，安定した軌道に乗せることは不可能である。そこで各施設内でのPCAを安定して行う体制の確立が必要となる。このためには，「誰が，どこでも，どの患者にも」施行可能なマニュアルが必要となろう。そしてPCAに関する最終的な責任の所在のために，acute pain serviceあるいはそれに準じる組織が必要となる。今回のアンケート調査で，PCAを導入できない理由として，これらacute pain serviceの組織化に必要なマンパワー不足が念頭にあると思われる。こうしたマンパワー不足の解消のためには，acute pain serviceを運営するための財源が必要である。そのためにはPCAによる鎮痛が保険適応となり，医療費として請求できるのが理想であり，麻酔科関連学会などを通じて政府への働きかけが必要となる。しかし医療費削減が求められている現状から，実際には困難で長い道のりと思われる。

一方，PCAによるより快適で安全な鎮痛の最終的な受給者は患者である。したがって，一般人を対象に，PCAの安全性と有用性を訴え続ける努力が必要である。具体的には市民公開講座や，関連学会や各医療施設のホームページからのインターネットを通じた啓発が重要と思われる。特にインターネットは，近年，患者の医療情報源であるため，積極的に利用すべきである。こうした結果，一人でも多くの患者がPCAを体験し，高い満足度が得られれば，患者のホームページなどを通じてより一般の普及に繋がるのは，欧米での盛んな個人のインターネット情報をみれば明らかである。一般人にPCAに対する理解や認識が広まれば，場合によってはPCAに対する理解が最も遅れているのが医療者である，といった状況が出現する可能性すらある。これは現在，医療以外の事象でしばしばみられる現象である。すなわち一般人たる患者は，豊富な情報を得ることさえできれば，治療法について正しく理解し選択できるものである。むしろ従来なかった新しい方法——たとえ患者に，より有用な方法であっても——を拒否し抵抗を示すのは，医療者の場合が少なくない。

おわりに

　疼痛に対する考え方，対処方法は時代とともに変化する。近年，インフォームドコンセントの概念が普及し，疾患に対する治療のみならず，疼痛治療に対しても，患者の理解，納得，同意のもとに行われるようになった。疼痛治療においては，患者の疼痛の原因を診断し，疼痛除去を行い，疼痛により増悪する全身状態や疼痛自身の悪循環を断ち切って，患者の症状や全身状態を完全にし，最終的には患者の満足度を向上させることが求められる。この点から，速やかな鎮痛を得ることができ，患者が疼痛治療を理解し，自ら鎮痛に積極的に関与できるPCAが欧米では早くから普及してきた。しかしわが国では現在でもPCAが広く普及しているとは言い難く，普及のスピードも決して速やかではないことが今回のアンケート調査から浮き彫りとなった。この原因として，わが国の医療環境が欧米とは異なり，国民性や文化的背景が異なるためと考えられてきた。これまでわが国にはPCAが定着しないのではないか，という議論さえなされてきた。しかしわが国におけるPCAの普及を阻んできた最も大きな理由は，PCAの概念が医療現場においてもまだまだ普及しておらず，医師・看護師にもPCAの利点が十分理解されておらず，ましてや社会一般にはPCAの有用性が認識されていないためと思われる。

　疼痛は原疾患の内容，患者の個人的な要因，そして医療者を含めた患者周囲の環境，そして治療方法によって患者の疼痛の強度，性質，持続時間などが変化する。疼痛の部位，性質，程度を最もよく知っているのは患者自身であり，介護している家族であり，看護師である。疼痛の原因，鎮痛法についての知識と技術をいちばん理解しているのは医師であり，鎮痛用

医療機器の構造，性能についていちばん知っているのは医療機器メーカーである。したがって，これらが一体となってPCAを用いた鎮痛対策の体制を確立していくことが求められている。最終的にPCAが広く普及し，自らの疼痛は自らが判断し管理していく考え方が一般的になれば，PCAの有用性は，何より患者や患者の家族の笑顔として医療の現場に反映される。

◆◇◆◇◆◇◆　参考文献　◆◇◆◇◆◇◆

1) Graves DA, Foster TS, Batenchorst RC. Patient-controlled analgesia. Am Intern Med 1983；99：360-6.
2) Evans JM, Rosen M, MacCarthy J, et al. Apparatus for patient-controlled administration of intravenous narcotics during labor. Lancet 1976；1：17-8.
3) Gambling DR, McMorland GH, Yu P, et al. Comparison of patient-controlled epidural analgesia and conventional intermittent top-up injections during labor. Anesth Analg 1990；70：256-61.
4) 並木昭義．Patient-controlled analgesia（PCA）の現状と展望によせて．ペインクリニック 1999；21：11-3.
5) 表　圭一，川股知之，川真田樹人ほか．海外および国内におけるPCA使用の現状と問題点．ペインクリニック 1999；21：14-21.

（川真田樹人，並木　昭義）

和文索引

あ
アスピリン ……………………63
アセトアミノフェン………98
安全性 ……………………………8

い
1椎間法……………………………81
1回投与量…………………52, 53
イブプロフェン……………98
イレウス……………108, 109
インフォームドコンセント
 ……………………………126

え
エピネフリン…………………98
塩酸ケタミン………………111
エントノックス……………82

お
嘔気・嘔吐……………………55
嘔吐 ………………………………101
悪心・嘔吐…………………69, 72
オピオイド……………50, 98
 ——静脈内PCA……49, 50
 ——の取扱い ……………43
 ——の廃棄 ………………44
オペラント条件づけ ………94
オンダンセトロン……55, 102

か
下肢運動障害…………………69, 72
看護スタッフの労働…………8
患者教育 …………………………59
患者の監視 ……………………39
患者満足度 ……………………53
癌性疼痛………………56, 107
 ——におけるPCA装置の
 条件……………………117
関連痛 ……………………………79

き
機械式PCAポンプ…………36
基礎持続投与………13, 31, 32
拮抗性鎮痛薬 …………………50
急性疼痛管理 …………………49

く
くも膜下腔迷入 ……………73

け
経皮的電気神経刺激法 ……80
ケタミン…………………54, 57

こ
硬膜外PCA（PCEA）………96
硬膜外腔…………………………124
硬膜外鎮痛法 …………………49
硬膜外膿瘍 ……………………69
呼気終末炭酸ガス分圧 ……58
呼吸困難感…………………111
呼吸抑制 ………8, 52, 54, 69
抗凝固療法 ……………………63

さ
最小有効血中濃度（MEAC）
 ……………………………50
最大ボーラス回数 …………31
在宅療養 ………………………114

し
シーリング効果 ……………53
ジクロフェナク……………54, 98
持続注入 …………………………52
持続投与量 ……………………99
死体腎移植術 …………………56
ジフェンヒドラミン ………55
術後痛管理 ……………………49
消化管運動 ……………………55
情緒反応 …………………………93
静脈内PCA（IV-PCA）
 ……………………4, 49, 95
静脈内PCAの設定条件 ……5
助産婦の理解と協力 ………91
神経因性疼痛………………111
陣痛周期 …………………………80

す
錐体外路症状………………102
水中分娩法 ……………………80
髄膜炎 ……………………………69
スフェンタニル ……………64

せ
精神予防法 ……………………80
生体肝移植術 …………………55
脊髄損傷 ………………………113
設定時間内投与量制限…52, 53

そ
搔痒感 ……………………………55

た
体性痛 ……………………………79
タイトレーション………35, 42

ち
チクロピジン…………………63
治療費コスト……………………8
鎮静 ………………………………69
 ——スケール………………102
鎮痛薬血中濃度と鎮痛効果…2
鎮痛薬による副作用 ………41
鎮痛薬の非経口的投与……109

つ
椎体転移………………………113

て
低血圧 ……………………………72
ディスポーザブル式PCA
 ポンプ……………………36
デュロテップパッチ ………56

と
疼痛管理チーム……………102
疼痛の特徴 ……………………27
疼痛の評価法………………39, 94
投与経路 …………………………29
投与薬剤 ………………………121
ドロペリドール
 …54, 58, 67, 68, 72, 102

な
内臓痛 ……………………………79
ナロキソン……54, 70, 73, 102

に
2椎間法 …………………81
尿閉 …………………55, 69

ね
ネガティブフィードバック
　………………………99

の
乗り物酔い ………………101

は
バイタルサインの監視 ……40
パルスオキシメータ…58, 101

ひ
皮下PCA …………………98
皮下トンネル ……………98
非ステロイド性抗炎症薬
　…………………………53, 98

ふ
フェンタニル …51, 62, 64, 65,
　66, 67, 68, 69, 73, 98, 99
——持続貼付剤 …………115
不穏 ………………………111
ブピバカイン
　………65, 66, 68, 69, 99
ブプレノルフィン…64, 67, 68
フルマゼニル ………………70

プ
プレシリンジド塩酸モルヒネ
　注射液 ………………114
分娩第1期 ………………79
分娩第2期 ………………79
分娩第3期 ………………79
分娩の痛み ………………77

へ
ペチジン …………………51
ヘパリン …………………63

ほ
訪問看護師 ………………115
ボーラス投与量 ………13, 99

ま
麻薬及び向精神薬取締法 …43

み
ミダゾラム ………………111
μ受容体拮抗薬 ……………54

む
無痛分娩 ……………90, 123

め
メトクロプラミド…55, 72, 102

も
モルヒネ ……51, 61, 64, 65, 66,
　68, 69, 73, 99
——代謝物 ………………54
——持続皮下注 …………112
——の効きにくい痛み…116

や
薬剤投与経路 ……………121
薬物動態学 ………………94
薬力学 ……………………94

よ
4％塩酸モルヒネ注射液…113

ら
ラウンド …………………58

り
リドカイン …………………68

ろ
ローディングドーズ……51, 52
ロックアウト時間……13, 30,
　31, 39, 51, 52, 53, 99
ロピバカイン………65, 66, 67,
　68, 73, 99

わ
ワルファリン ………………63

欧文索引

A
acute pain service（APS） 59, 125

B
background infusion ... 52, 83, 84
balanced analgesia 102
bolus dose 53
break through pain 111

C
combined spinal-epidural
　（CSE） 81
context sensitive half-time ... 98
continuous epidural infusion
　（CEI） 82

D
demand/delivery 比 100
double catheter 法 81

I
ICU 52

L
loading dose 51
lockout time 53

M
M-6-G 54
McGill Pain Questionaire 78
minimum effective analgesic
　concentration（MEAC） ... 3, 53
MS コンチン 56
multimodal analgesia 102

N
NSAIDs 53, 63
nurse-controlled analgesia
　（NCA） 59, 100

O
observer pain scale 94

P
parent-assisted PCA（PAPCA）
　........................... 100
patient-controlled epidural
　analgesia 7, 82
PCA 機器（ポンプ） 4
PCA 研究会 119
PCA 使用の状況 8
PCA の基本概念 1
PCA と鎮痛補助薬の併用 110
PCA の概念 1
PCA の禁忌 30
PCA の適応 29
PCA の歴史 1
PCA ＋ CI 6
PCA ＋持続注入 6
PCA ポンプ 51
　――の管理 44
PCA の説明 37
PCEA 6, 82
POPS マニュアル 59
postoperative analgesia service
　（PAS） 59
postoperative pain service
　（POPS） 59
Prince Henry ペインスコア ... 94

S
single catheter 法 81

T
top-up 82

V
visual analogue scale（VAS）
　..................... 58, 62, 94

W
walking epidural 85, 86

PCA（自己調節鎮痛）の実際　　＜検印省略＞

2004年2月25日　第1版発行

定価（本体5,400円＋税）

　　　　　　　編集者　並　木　昭　義
　　　　　　　　　　　表　　　圭　一
　　　　　　　発行者　今　井　　　良
　　　　　　　発行所　克誠堂出版株式会社
　　　　　　　〒113-0033　東京都文京区本郷3-23-5-202
　　　　　　　電話（03）3811-0995　振替00180-0-196804

ISBN4-7719-0272-0 C3047 ¥5400E　印刷　三報社印刷株式会社
Printed in Japan ©Akiyoshi Namiki, Keiichi Omote, 2004
・本書の複製権・翻訳権・上映権・譲渡権・公衆送信権（送信
　可能化権を含む）は克誠堂出版株式会社が保有します。
・**JCLS**＜㈱日本著作出版権管理システム委託出版物＞
　本書の無断複写は著作権法上での例外を除き禁じられていま
　す。複写される場合は、そのつど事前に㈱日本著作出版権管
　理システム（電話03-3817-5670，FAX 03-3815-8199）の許諾を
　得て下さい。